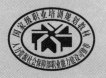

国家职业技能等级认定培训教程
国家基本职业培训包教材资源

育婴员

（基础知识）

U0247105

编审委员会

主　任　吴礼舵　张　斌
副主任　刘文彬　葛　玮
委　员　葛恒双　赵　欢　王小兵　张灵芝　刘永澎　吕红文
　　　　张晓燕　贾成千　高　文　瞿伟洁

本书编写人员

主　编　宋占美　程冠三
副主编　于淑贞　程维祎　姚梅玲　高　瑾
编　者　（以姓氏笔画为序）
　　　　王　宏　王一轩　牛佳佳　成志香　吕　璇　刘　馨
　　　　刘健超　刘嘉榕　孙　雪　孙许腾　李　丹　李　瑞
　　　　李万芳　李汶聪　李志凯　李晓红　忻　怡　张自在
　　　　张辉昀　杨山松　欧阳祯　单海军　宫　静　骆明月
　　　　姚玉娜　程　敏　谢志东　谢春华　颜京凤　潘宝城
　　　　薛玉珠

中国人力资源和社会保障出版集团

中国劳动社会保障出版社　　中国人事出版社

图书在版编目（CIP）数据

育婴员：基础知识 / 中国就业培训技术指导中心组织编写. -- 北京：中国劳动
社会保障出版社：中国人事出版社，2023
国家职业技能等级认定培训教程
ISBN 978-7-5167-5689-8

Ⅰ.①育…　Ⅱ.①中…　Ⅲ.①婴幼儿－哺育－职业技能－鉴定－教材　Ⅳ.①R174

中国版本图书馆 CIP 数据核字（2022）第 242162 号

中国劳动社会保障出版社 **出版发行**
中国人事出版社

（北京市惠新东街 1 号　邮政编码：100029）

*

三河市华骏印务包装有限公司印刷装订　　新华书店经销

787 毫米 ×1092 毫米　16 开本　11.25 印张　181 千字
2023 年 1 月第 1 版　　2023 年 1 月第 1 次印刷

定价：35.00 元

营销中心电话：400-606-6496

出版社网址：http://www.class.com.cn

前　　言

  为加快建立劳动者终身职业技能培训制度，大力实施职业技能提升行动，全面推行职业技能等级制度，推进技能人才评价制度改革，促进国家基本职业培训包制度与职业技能等级认定制度的有效衔接，进一步规范培训管理，提高培训质量，中国就业培训技术指导中心组织有关专家在《育婴员国家职业技能标准（2019年版）》（以下简称《标准》）制定工作基础上，编写了育婴员国家职业技能等级认定培训教程（以下简称育婴员等级教程）。

  育婴员等级教程紧贴《标准》要求编写，内容上突出职业能力优先的编写原则，结构上按照职业功能模块分级别编写。该等级教程共包括《育婴员（基础知识）》《育婴员（初级）》《育婴员（中级）》《育婴员（高级）》4本。《育婴员（基础知识）》是各级别育婴员均需掌握的基础知识，其他各级别教程内容分别包括各级别育婴员应掌握的理论知识和操作技能。

  本书是育婴员等级教程中的一本，是职业技能等级认定推荐教程，也是职业技能等级认定题库开发的重要依据，已纳入国家基本职业培训包教材资源，适用于职业技能等级认定培训和中短期职业技能培训。

  本书在编写过程中得到温州大学、济南职业学院、山东英才学院、河南春苗职业培训学校、山东女子学院、北京教育学院、济南幼儿师范高等专科学校、河南省中医院（河南中医药大学第二附属医院）、成都师范学院、北京师范大学、山东传媒职业学院、淄博师范高等专科学校、北京市通州区富平职业技能培训学校、上海市早期教育指导服务中心、河南省妇幼保健院、郑州市中医院等单位的大力支持与协助，在此一并表示衷心感谢。

中国就业培训技术指导中心

目　录 CONTENTS

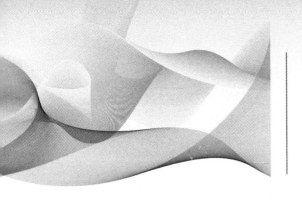

培训模块 一
职业道德

内容结构图

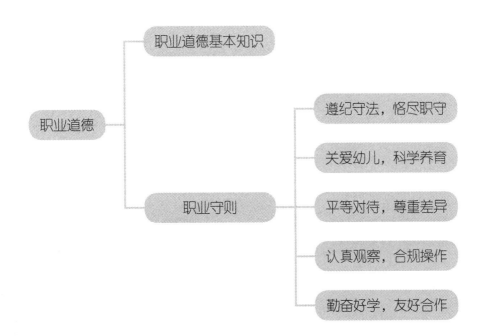

职业道德
- 职业道德基本知识
- 职业守则
  - 遵纪守法，恪尽职守
  - 关爱幼儿，科学养育
  - 平等对待，尊重差异
  - 认真观察，合规操作
  - 勤奋好学，友好合作

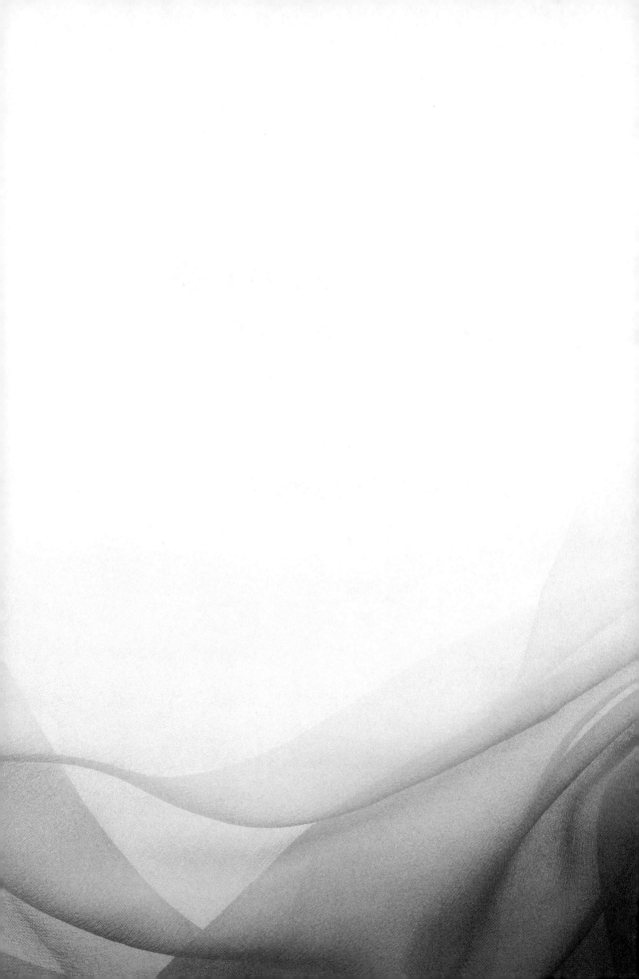

培训项目 ① 职业道德基本知识

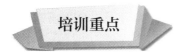

培训重点

1. 了解育婴员职业发展背景。
2. 掌握育婴员职业功能。
3. 熟悉育婴员职业道德规范。

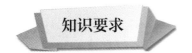

知识要求

一、育婴员职业定义

育婴员是指在 0～3 岁婴幼儿家庭从事婴幼儿日常生活照料、护理和辅助早期成长的人员。

育婴员的照护对象是家庭中 0～3 岁的婴幼儿，育婴员的职业技能水平对儿童早期发展有着重要作用。目前，我国有 0～3 岁婴幼儿 5 000 万左右，95% 的 0～3 岁婴幼儿在家庭中照护。照养人的喂养方式、养育行为对儿童早期认知发展、语言发展、社交情绪发展、营养及健康状况都有明显的影响。不断加强对家庭成员和育婴从业人员养育意识、养育知识、养育行为等方面的技能培训和教育，改善儿童早期养育发展现状是新时期提高人口早期素质的重要内容。

在全面三孩政策实施后，儿童照料政策体系建构引起了人们的空前关注，党的十九大报告正式将"幼有所育"增列为民生福祉的主要内容；2017 年 12 月中央经济工作会议进一步提出，要解决好婴幼儿照护和儿童早期教育服务问题。为了促进解决"幼有所育"问题，2019 年 5 月国务院办公厅印发了《关于促进 3 岁以下婴幼儿照护服务发展的指导意见》（国办发〔2019〕15号），将婴幼儿照护服务人员作为急需紧缺人员纳入培训规划。

育婴员作为从事照养婴幼儿的人员，事关婴幼儿健康成长，其职业技能应不断提升与完善。《育婴员国家职业技能标准（2019年版）》（以下简称《标准》）以《中华人民共和国职业分类大典》为依据，以客观反映现阶段本职业的水平和对从业人员的要求为目标，在充分考虑经济发展、科技进步和产业结构变化对本职业影响的基础上，对育婴员的活动范围、工作内容、技能要求和知识水平都作了明确规定。从事育婴职业的人员必须经过专业培训，并掌握相关的知识和技能。

二、育婴员职业功能

0～3岁婴幼儿的日常照料、早期教育主要依靠家庭成员或育婴员来实现，其喂养水平和养育行为对于儿童早期认知、语言、社会行为的发展尤为重要。育婴员在儿童早期发展中起到直接照护或间接指导的功能，其工作质量的优劣、工作水平的高低，直接关系到儿童的健康发展。

1. 育婴员职业性质

《标准》中对育婴员的职业定义为："在0～3岁婴幼儿家庭从事婴幼儿日常生活照料、护理和辅助早期成长的人员。"所以育婴工作既不同于家庭保姆，也有别于托幼机构中的保育人员，是为0～3岁婴幼儿综合发展提供生活照料、保健护理、健康管理和早期教育全方位指导和服务的专业人员，承担着一定的社会责任。

《标准》中对育婴员职业能力特征的描述为："人格健全，身心健康，视觉、听觉正常，动作灵活，观察敏锐，语言表达能力良好，有爱心、耐心和责任心。"育婴员是通过对0～3岁婴幼儿的生活照料、保健护理、健康管理和教育实施，辅助和指导家长完成科学养育工作的人员。育婴员的工作将婴幼儿的生活照料、保健护理、健康管理和早期教育有机结合起来，通过日常生活中的活动或游戏促进婴幼儿潜能开发、良好习惯养成，促进婴幼儿的全面发展。

育婴员共设三个等级，初级育婴员（国家职业资格五级）、中级育婴员（国家职业资格四级）、高级育婴员（国家职业资格三级）。

2. 育婴员职业定位

职业定位，就是清晰地明确一个人在职业上的发展方向，它是职业规划及职业发展的第一步，也是最基础、最重要的一步。

育婴员职业定位一般秉承择己所爱、择己所长和择市所需原则。择己所爱就是知道我是谁，喜欢做什么工作；择己所长是让别人知道你是谁，你有什么专长，根据自己的意愿、专长及个性选择自己愿意从事的工作岗位；择市所需就是所选职业要符合社会服务趋势与发展。0～3岁婴幼儿照护服务是生命全周期服务管理的重要内容，事关婴幼儿健康成长，事关千家万户。《关于促进3岁以下婴幼儿照护服务发展的指导意见》在总体要求中强调，婴幼儿照护以"家庭为主，托育补充"为基本原则，提出"人的社会化进程始于家庭，儿童监护抚养是父母的法定责任和义务，家庭对婴幼儿照护负主体责任。发展婴幼儿照护服务的重点是为家庭提供科学养育指导"。

2020年10月，人力资源社会保障部、民政部、财政部、商务部、全国妇联印发《关于实施康养职业技能培训计划的通知》（人社部发〔2020〕73号）提出："健康照护、养老护理、家政服务、婴幼儿照护等康养服务从业人员职业素质和工作质量，直接关系人民群众日常生活和切身利益。"首次把育婴员纳入到"康养职业"体系，并细分归类到护理（养老护理员、育婴员、保育员）专业。

2022年7月，国家卫生健康委等17个部门印发《关于进一步完善和落实积极生育支持措施的指导意见》（国卫人口发〔2022〕26号），再次把"提高家庭婴幼儿照护能力"作为提高优生优育服务水平一项重要工作内容。

育婴员作为在0～3岁婴幼儿家庭从事婴幼儿日常生活照料、护理和辅助早期成长的人员，应符合婴幼儿照护等康养服务从业人员职业素质和工作要求。

3. 育婴员工作内容

育婴员工作内容分为生活照料、保健与护理、健康与管理、教育实施、指导与培训五个部分，根据等级的不同，各工作内容有所侧重。

（1）生活照料。五级／初级育婴员工作内容包含喂养、进餐与食品制作、排泄与睡眠、盥洗、出行照护、环境创设与清洁消毒；四级／中级育婴员工作内容包含喂养、进餐与食品制作、排泄与睡眠、作息时间安排及制定、环境创设与清洁消毒；三级／高级育婴员工作内容包含喂养、进餐与食品制作、营养配餐与食谱编制、环境创设与清洁消毒。

（2）保健与护理。五级／初级育婴员工作内容包含常规体格检查、预防接种、常见症状与护理；四级／中级育婴员工作内容包含特殊婴幼儿保健、常见症状与护理；三级／高级育婴员工作内容包含特殊婴幼儿保健、常见症状与护理。

（3）健康与管理。健康与管理是育婴员职业中新增的一项工作内容，随着社会的日益发展，健康管理从婴幼儿抓起已成为共识。在育婴员各级别的健康与管理中都有预防伤害与急救、健康与指导、心理与行为观察等工作内容。

1）预防伤害与急救。五级/初级育婴员工作内容侧重婴幼儿表皮擦伤、四肢扭伤、皮下血肿、蚊虫叮咬、蜂蜇、烫伤、鼻出血等意外伤害的初步处置；四级/中级育婴员工作内容侧重心肺复苏、气管异物、宠物咬伤、触电、脱臼等意外伤害的初步处置；三级/高级育婴员工作内容侧重骨折、溺水、中毒等情况的初步处置。

2）健康与指导。五级/初级育婴员侧重观察新生儿喂养、睡眠、大小便、黄疸、脐部情况，根据婴幼儿面色、舌色、唇色、腹部、四肢温度及饮食状况发现婴幼儿亚健康状态，发现婴幼儿口腔、视力、听力偏异并指导，能为婴幼儿进行抚触及为婴幼儿进行日光浴、空气浴、水浴；四级/中级育婴员侧重根据新生儿的具体情况对家长进行母乳喂养指导，为低出生体重、早产、双多胎或有出生缺陷的新生儿家长进行喂养指导，通过婴幼儿体重、身高增长、毛发皮肤及睡眠、二便情况异常发现生长障碍、贫血、肥胖问题并能合理膳食指导；三级/高级育婴员侧重能发现婴幼儿口腔发育异常（唇腭裂、高腭弓、诞生牙）、龋齿、视力或听力异常，识别婴幼儿不同体质及辨体施养，能为婴幼儿进行初步推拿。

3）心理与行为观察。五级/初级育婴员侧重能观察婴幼儿运动、认知、语言、社会性发展的异常情况，能初步观察与发现婴幼儿行为问题；四级/中级育婴员侧重能判断婴幼儿运动、认知、语言、社会性发展的异常情况，能发现婴幼儿早期发育障碍，能配合专业医生对有行为问题的婴幼儿进行指导；三级/高级育婴员侧重能针对婴幼儿发展水平制定个性化指导方案，能配合专业医生对婴幼儿常见发育偏离进行矫正、训练与家庭指导。

（4）教育实施。0~3岁的婴幼儿有自身的学习方式，其中游戏是他们最主要的学习形式，育婴员在照料婴幼儿日常生活的过程中，能利用日常生活场景有目的地进行动作发展指导、语言能力培养、认知能力培养、社会性（情绪）能力培养。

五级/初级育婴员、四级/中级育婴员和三级/高级育婴员教育实施的工作内容都包含动作发展指导、语言能力培养、认知能力培养、社会性（情感）能力培养四个方面，根据级别不同，工作内容从帮助与指导婴幼儿进行肢体动作与精细动作练习，能与婴幼儿一起玩语言互动游戏，讲故事，念儿歌、童谣，与婴幼儿一起进行触摸、听觉、视觉、嗅觉、味觉活动，辨识婴幼儿的啼哭，并给予及时的回应和适宜的保教到能针对婴幼儿发展水平选择适宜教案，并实施婴幼儿粗大动作、精细动作、语言、认知及社会性游戏，创设情境，引导婴幼儿成长。

（5）指导与培训。指导与培训是三级/高级育婴员应掌握的职业能力。

指导是指示教导、指点引导，是指直接地引导被指导人做事、说话的行动。指导工作内容包含能根据婴幼儿发展阶段给予家庭教育指导，并指出家长教养中存在的行为问题；能对初级、中级育婴员的教养行为问题进行指导。

培训是培养、训练，通过培养加训练使受训者掌握某种技能的方式。培训工作内容包含能根据家长的特点和情况编制培训计划，根据初级、中级育婴员的特点和情况编制培训计划，能组织亲子活动和进行育儿讲座。

三、育婴员的职业行为规范

育婴员职业行为规范是建立在职业道德基础上的行为指引，职业行为是指人们对职业劳动的认识、评价、情感和态度等综合素养的行为反映，是职业道德、职业能力、职业素养的具体呈现，是职业目的达成的基础。职业行为规范是完成职业目的所必须遵循的基本行为要求。

育婴员职业行为规范分为言语规范、行为规范和操作规范，这里仅从言语规范和行为规范两个方面进行阐述。

1. 言语规范

育婴员应使用普通话，与婴幼儿说话时应用词规范、语气柔和、语速适中、态度温和、语言生动，根据婴幼儿语言不同发展阶段使用单字句、电报句、简单句语句，少数民族地区可使用双语。在日常工作中，育婴员忌讲粗话、脏话和使用方言中的俚语取笑婴幼儿，当婴幼儿行为不符合育婴员期待时，忌大呼小叫、训斥婴幼儿，忌用冰冷目光或厌恶眼神面对婴幼儿，时刻保持面带柔和的微笑。

（1）卫生照护言语规范。卫生照护言语是育婴员一天中使用频率最多的，在洗手、大小便、进餐前后等情境都会用到，育婴员要使用适应婴幼儿特点的言语。如1岁以内婴儿小便时可用"嘘嘘"或其他固定声音给婴儿暗示；1~2岁幼儿训练独立排便时使用"宝宝便便，宝宝真棒"等言语鼓励。

（2）进餐照护言语规范。育婴员要指导婴幼儿正确认识并使用餐具，了解餐具的摆放与收取，注意幼儿对舀、夹等动作词语准确表述，提醒婴幼儿进餐时不去做别的事情，进餐时向婴幼儿介绍当餐食物的名称、色香味及营养特点。

（3）盥洗照护言语规范。盥洗照护是育婴员日常生活管理中的基本内容之一，包含洗手、漱口、洗脸、洗脚、洗头、洗澡等。进行盥洗照护时，遇到婴幼儿嬉戏、玩耍，育婴员应通过适当的语言、表情给予暗示。

（4）睡眠照护言语规范。在护理婴幼儿入睡时语言要规范，态度要温和、轻柔，如："宝宝睡觉时间到了，闭上眼睛。"对于有特殊情况，如尿床的婴幼儿要给予特别照护，不可训斥或辱骂，应及时更换备用衣物和被褥。

（5）哭闹照护言语规范。针对婴幼儿出现的哭闹，育婴员要及时观察和寻找原因，蹲下抚摸或拥抱婴幼儿，安慰并询问："宝宝不哭，让老师来帮助你。宝宝怎么了？哪里不舒服？让老师看看。"通过言语和动作减轻婴幼儿的焦虑、痛苦、恐惧或不安，平复情绪。

（6）发生意外伤害言语规范。发生意外伤害时，在检查伤害程度同时，育婴员应首先安抚婴幼儿情绪："宝宝不哭，你很勇敢，不要紧，老师来帮你。"对于跌倒而没有受伤的婴幼儿进行鼓励："宝宝下次要注意，自己站起来。"日常生活中通过言语告诉婴幼儿不触摸各种电器开关，不把小物件含在口中，不离开大人的视线等。

2. 育婴员行为规范

育婴员应以师德为先，以婴幼儿为本，尊重、爱护婴幼儿，禁止虐待、歧视、体罚和变相体罚、侮辱婴幼儿人格，不做违反操作流程等损害婴幼儿身心健康的行为。

（1）仪容仪表规范。育婴员应着装大方得体，不留长指甲，不涂有颜色的指甲油，不佩戴尖利饰物，不化浓妆，不涂抹有浓烈气味的香水，工作时间不穿高跟鞋，不披头散发。

（2）卫生照护行为规范。育婴员应定期进行室内和物品消毒、通风。喂养前必须做好桌面消毒和个人手部的清洁消毒。

（3）进餐照护行为规范。育婴员要掌握正确的喂养方法，不逼迫婴幼儿进餐，帮助婴幼儿养成良好的进餐习惯。

（4）盥洗照护行为规范。育婴员应掌握婴幼儿盥洗方法，培养婴幼儿盥洗习惯，掌握盥洗技能。

（5）睡眠照护行为规范。育婴员应了解婴幼儿睡眠特点，关注帮助婴幼儿入睡，合理关切不睡觉婴幼儿情绪需求，不恫吓、不强迫。

（6）哭闹及需特殊照料婴幼儿照护行为规范。育婴员应积极、耐心寻找婴幼儿哭闹原因，及时满足婴幼儿的合理需求。面对多动、注意力不集中、有攻击性的婴幼儿时，育婴员应不急躁、不训斥、给予他们更多的关注与呵护。

（7）家长沟通行为规范。育婴员与家长沟通时应态度诚恳，不卑不亢、有礼有节。

（8）物品使用行为规范。婴幼儿卧具、餐具、食品等物品应单独收纳，药品和洗涤物品放在婴幼儿不能触及的地方。

培训项目 **2**

职业守则

培训单元 1　遵纪守法，恪尽职守

培训重点

1. 认识遵纪守法、恪尽职守的重要意义。
2. 形成遵纪守法的职业意识。

知识要求

育婴员的照护对象是 0～3 岁的婴幼儿，婴幼儿没有自理和防护能力，育婴员在照护过程中面对婴幼儿的任何行为都要秉承悉心照护、耐心细致的原则，在言行举止中体现高度的法制观念和职业责任感，育婴员应树立以下三个方面的意识。

一、确立养育为主、立德育人的职业意识

养对应生理发展需要，育是立德育人的核心。育婴员首先要明白立德育人是养育的核心，立德要从生命之初开始，婴幼儿时期的品德启蒙是奠基工程。育婴员是促进婴幼儿发展的重要岗位，除了对婴幼儿进行生活照护、健康管理和早期成长支持外，也是培养婴幼儿良好生活行为习惯和品德教育的启蒙人，因此要重新认识立德育人在育婴员工作中对婴幼儿发展的重要意义。

立德育人也是育婴员职业道德中进行自我有效规约的重要内容。社会发展需要德才兼备的育婴从业人员，育婴员要树立以德立身、以德立学、以德照护、以

德施教的职业道德观。

二、确立遵纪守法意识

职业纪律是劳动者在从业过程中必须遵守的职业规则和程序，它是保证劳动者履行职责，完成自己承担的工作任务的行为规则。育婴员是婴幼儿成长中重要的人员之一，应做到遵纪守法，不能有伤害婴幼儿身心安全的任何言行与举止。育婴员要熟悉《育婴员国家职业技能标准（2019 年版）》《托育机构管理规范（试行）》《全国家庭教育指导大纲》等与婴幼儿相关的政策文件，要了解《中华人民共和国未成年人保护法》《中华人民共和国刑法》《中华人民共和国劳动法》等法律法规。

2015 年 11 月施行的《中华人民共和国刑法修正案（九）》扩大了虐待罪适用范围，教师作为"对未成年人负有看护职责的人"被纳入适用对象。《关于促进 3 岁以下婴幼儿照护服务发展的指导意见》提出，加快培养育婴幼儿照护相关专业人才，依法逐步实行工作人员职业资格准入制度，对于虐童现象"零容忍"，对相关人员实行终身禁入，确保婴幼儿照护服务有序发展。

三、确立恪尽职守的职业意识

恪尽职守指严守自己的职业或岗位，谨慎认真地做好本职工作，其反义词为玩忽职守。0～3 岁婴幼儿照护工作涉及生活照料中的吃喝拉撒睡，保健护理以及促进早期成长的动作发展、语言、认知、社会交往等内容，育婴员一言一行都会进入婴幼儿的视野从而产生重要示范作用，起到直观教育和潜移默化的效果。育婴员在工作中要严格执行规范的操作流程，认真履行工作职责。

培训单元 2　关爱幼儿，科学养育

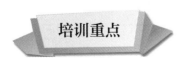

培训重点

1. 了解职业技能建立在专业背景上的重要性。
2. 掌握科学养育行为与喂养方式。

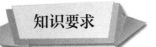

知识要求

育婴员是以婴幼儿的身心健康发展为主要工作目标，在开展照护工作时，应把婴幼儿的健康、安全及养育放在首位。坚持保育与教育紧密结合的原则，保中有教，教中重保，医保结合，教养结合，在培育性照护基础上促进婴幼儿生理与心理的和谐发展。关爱婴幼儿、进行科学养育需要从以下三个方面确立职业认同。

一、确立了解是关爱的前提的观念

因材施教、辨体施养是育婴员关爱婴幼儿应遵循的基本原则。因材施教需要了解婴幼儿先天气质类型、性格类型给予个性化的养育；辨体施养就是要掌握婴幼儿的体质类型，在生活照护上能针对婴幼儿不同的体质特点给予合适的保育支持。

二、确立全面营养支持的观念

传统意义上的营养是指生理营养，在喂养方式上采取顺应喂养方式，它是"孩子与看护者之间的相互作用"的婴幼儿喂养模式。中国营养学会发布的《0～6月龄婴儿喂养指南》《7～24月龄婴幼儿喂养指南》中也纳入了顺应喂养的概念。顺应喂养一般包括三个步骤：第一，婴幼儿通过动作、面部表情和语言发出信号；第二，育婴员或父母识别并及时、有情感、保持一致性地回应婴幼儿发出的信号，并与婴幼儿的发育水平相适应；第三，婴幼儿逐渐感受和学习育婴员或父母给予的信号回应。

除生理上的营养支持外，心理营养在婴幼儿发展中也是不能忽视的，恰恰是早期的心理营养补充对婴幼儿一生将起到积极的作用，如果心理营养不充分，儿童在后期成长过程中可能出现情绪不稳定、人际关系不良、行为偏差等现象。在0～3岁的婴幼儿时期，育婴员应秉承或指导家长在婴幼儿0～3月龄遵循无条件接纳，4～10月龄尊重其主动性，10～16月龄支持其探索安全感，16～24月龄支持其独立性、2～3岁支持其稳定自我。如果婴幼儿在3岁之前得到充分的理解和接纳，建立了良好的安全感，懂得为自己的行为负责任，有稳定的自我形象，儿童就很容易适应新环境，社会化适应也很快。儿童健康心理的养成是在生活环境中一点点浇灌而成的，育婴人员日常对婴幼儿的爱与冷落、尊重与教导、批评与表扬的态度或行为等都会对婴幼儿心理产生不同的影响。

三、确立科学养育的专业意识

养是喂养，包含生活照料和保健护理；育是教育，与发展促进相关联。照养人的喂养行为、养育行为及心理特质是影响婴幼儿发展的重要因素。喂养知识不足或喂养技能欠缺都会直接影响婴幼儿的健康发展，不合理的喂养行为会造成婴幼儿营养不良等问题，如婴幼儿贫血，会对儿童入学后的学业表现以及成年后的劳动效率产生负面影响。养育行为不当会使婴幼儿产生语言、社会交往发展、注意力不集中等问题。育婴员要倡导坚持科学养育理念，什么是科学养育？科学养育即在不同场景把科学养育知识融入和婴幼儿相处的日常生活中。比如，生活喂养中给婴幼儿吃香蕉，育婴员可以通过感官教育法先让婴幼儿触摸洗干净的香蕉，发展触觉感知；让婴幼儿闻嗅香蕉的气味，发展嗅觉的识别力；让婴幼儿拿着香蕉实物与香蕉图片对应，发展认知能力；育婴员在剥香蕉的同时与婴儿对话，发展语言能力。通过触觉、嗅觉、味觉等使婴幼儿建立对香蕉的记忆。

在婴幼儿社会交往中，要理解孩子"排他性"的执着，尊重他们对自己物品分配的权威，成人强制性地让婴幼儿"孔融让梨"的行为会破坏婴幼儿对物品的所有权意识，影响婴幼儿物权意识的建立。

在语言发展促进中，育婴员语言表达的规范性以及为婴幼儿挑选合适的绘本等都会对婴幼儿语言的发展产生影响。培养婴幼儿的阅读习惯，育婴员应该以身作则，自己首先要爱阅读，这样才能带动婴幼儿一起参与进来。此外，还可以把阅读变成游戏，跟婴幼儿比赛猜猜下面的故事情节，这样不仅能让婴幼儿喜欢上阅读，还可以提高他们的逻辑推理能力。也可以把书里的内容和生活联系起来，这样书就变得鲜活了，有利于婴幼儿理解。

在动作发展促进中，育婴员要尊重婴幼儿运动发展规律，了解爬行对婴幼儿前庭觉、触觉、平衡觉的重要作用，尽量将抓、握、夹、捏等精细动作与日常生活场景相结合。

在家庭教育指导方面，育婴员要指导家长科学养育，进行高质量的陪伴，特别鼓励引导父亲参与到喂养过程，强调父亲对婴幼儿发展的重要性。父亲多参与孩子的成长，从科学的角度看，这对孩子的社会行为、心理健康和认知能力有着正面影响。

培训单元 3　平等对待，尊重差异

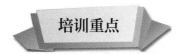

1. 了解平等、公正的基本育婴职业观念。
2. 掌握个性化指导的基本原则。

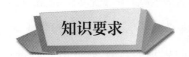

陶行知先生认为"培养教育人和种花木一样，首先要认识花木的特点，区别不同情况给以施肥、浇水和培养教育，这叫'因材施教'"。为每一位学生提供适合的教育、可选择的教育，让学生享有更多的获得感和幸福感，实现"一棵树摇动另一棵树，一朵云推动另一朵云，一个灵魂唤醒另一个灵魂"的教育功效。

一、确立平等意识

平等，是现代文明的基本价值理念，平等也是社会主义核心价值观中重要的元素。在婴幼儿照护服务中，育婴员的平等价值观不但是对婴幼儿人格的尊重，也是做好婴幼儿照护工作的前提条件之一。

育婴员要确立平等意识，不以婴幼儿及其父母的种族、肤色、语言、宗教、财产状况、身体状况等做比较，让每个婴幼儿可以平等地享受生命权、生存权和发展权。

二、确立尊重差异意识

由于婴幼儿自身发展和教养环境的差异，即使同龄的婴幼儿，他们的各种发展指标也不相同。不同的遗传基因，不同的气质和体质特点，不同的家庭环境和社会关系等，都会影响婴幼儿在个性、智力、体力等方面发展的差异。随着婴幼儿月龄的增加，个体相互间的差异会更明显。

育婴员要尊重 0～3 岁婴幼儿身心发展的基本特征，把握各成长阶段的发展潜能和相应的保教重点，关注发展差异和个体差异，关注婴幼儿获得经验的机会和学习方式。顺应婴幼儿的学习特点，促使他们能在丰富的、适宜的环境中自然发展、整体发展、和谐发展。以心理学的理论去观察、了解、认识婴幼儿，了解婴幼儿的发展天性，耐心等待，适时引导，因人而异，因材施教。差异并无好坏之分，每个婴幼儿都有自己的优点和长处，婴幼儿的优势需要育婴员发现并加以支持和配合，令他们获得愉快成功的体验，使他们既能保持个人的风格，发展个人的潜能优势，又能与环境保持一致。

三、确立个性化和积极回应的原则

婴幼儿的个性发展表现反映了现阶段的发展情况，育婴员应重视婴幼儿在发育与健康、感知与运动、认知与语言、情感与社会性等方面的发展规律，敏感且有效回应，适时干预并积极支持。

育婴员可以从生长与发育、感知与运动、认知与语言、情感与社会性来观测评价 0 ~ 3 岁婴幼儿的发展。但由于受遗传、营养、教育等因素的影响，0 ~ 3 岁婴幼儿的发展存在个体差异，表现为发展的速度不同、特点不同。就个体本身而言，其发展也存在不平衡性。

在观测婴幼儿的行为发展时，育婴员一方面应注意分辨其行为是正常行为还是异常行为，对异常行为，应及时通知父母就医诊断；另一方面，应注意分辨其行为是偶发行为（发展中正常的新行为）还是稳定行为，对发展中正常的新行为，应及时提供刺激，促使其向稳定行为发展。

培训单元 4　认真观察，合规操作

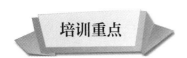

培训重点

1. 了解职业观察的重要性。
2. 了解育婴标准工作流程以及合规操作的重要意义。

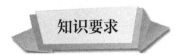

知识要求

育婴员应遵循婴幼儿发展规律，按照婴幼儿照护服务的标准规范体系认真观察，根据不同的服务内容合规操作每一个步骤。

一、养成认真观察、仔细记录的工作习惯

育婴员面对的是 0~3 岁尚未发育成熟的婴幼儿，他们的行为、情绪反复多变，语言表达能力、情绪控制能力都处于发展过程中，他们有时天真可爱，有时吵闹任性，育婴员要用爱心去照护他们，用耐心去安抚他们，用责任心去引导他们。

在育婴工作中，育婴员要根据工作内容，逐项观察婴幼儿的日常表现，根据婴幼儿当前所处的环境以及行为表现快速做出判断。育婴员还要将每天观察到婴幼儿的表现，比如生活照料中的吃、喝、拉、撒、睡，出行以及户外活动的表现，生理指标变化，教育过程中的动作、语言、认知、社会情绪等分类认真记录，通过观察、记录、分析现阶段婴幼儿的成长轨迹，为后续个性化指导提供依据。

二、确立合规操作的工作流程

每项育婴职业技能都有明确的操作规范与要求，育婴员要严格按照要求进行操作，不能只凭自己的感觉进行，比如，配方奶粉的冲调比例，婴幼儿臀部的清洁及护理，常见病症的护理等都需要按照具体要求合规操作。

在实际工作中，育婴员既要合规操作同时也要根据具体的情况灵活妥善处理。育婴员只有通过深入分析操作技能的步骤和要点，建立起个体对操作技能的理解，关注技能的细节，才能充分掌握育婴员的职业技能并灵活运用。

培训单元 5　勤奋好学，友好合作

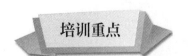

培训重点

1. 了解职业学习的基本态度。

2. 掌握自我学习提升的主要途径。

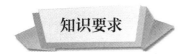

知识要求

一、工学一体是提升职业能力的主要途径

育婴员是婴幼儿生活照护类重要的职业之一，融合了生活照料、保健护理、疾病预防、儿童心理发展等的相关知识与技能。多学科、多技能的融合增加了育婴员的职业难度，这就要求育婴员在职业培训阶段全面掌握涉及领域的基础知识，熟悉育婴员代表性工作任务，熟练掌握生活照料、保健护理和教育活动等操作技能。

由于育婴员工作技能要求高，无论是在入职前的职业培训阶段还是上岗后的工作过程中，育婴员都应以理论为依据，以操作规范、标准为准绳，在实践基础上全面提升技能，不断吸收新知识、新方法、新技术，提高自己的专业技能水平。

二、确立尊重家长与同伴的合作意识

育婴员应平等对待每一位家长，虽然家长的文化水平、社会职业等各有不同，育婴员在对待家长时绝不能带有功利色彩，而应亲切热情、一视同仁。

虽然现在很多家长已经意识到婴幼儿教育的重要性，但了解不深入，或者虽有了解却没有时间和精力进行实践。育婴员要针对不同的情况，充分发挥自己的专业优势，对家长提供适宜的科学育儿指导，一方面利用各种途径向家长渗透0~3岁婴幼儿养育专业知识，另一方面针对个别婴幼儿情况，向家长提供婴幼儿的第一手资料和相应的教育建议。通过与家长的共同努力，促进婴幼儿发展。

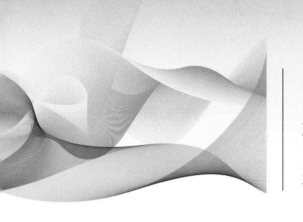

培训模块 二

基础知识

内容结构图

```
                    ┌─ 0~3岁婴幼儿教养基本理念 ─┬─ 0~3岁婴幼儿教养原则
                    │                         ├─ 0~3岁婴幼儿教养行为规范
                    │                         └─ 0~3岁婴幼儿教养环境
                    │
                    ├─ 0~3岁婴幼儿生长发育基础知识 ─┬─ 0~3岁婴幼儿解剖及生理发育规律和特点
                    │                             ├─ 0~3岁婴幼儿心理发展的基本规律和特点
                    │                             └─ 0~3岁婴幼儿异常发育行为基础知识
                    │
                    ├─ 0~3岁婴幼儿日常生活照料和护理基础知识 ─┬─ 0~3岁婴幼儿营养与喂养
基                  │                                        ├─ 0~3岁婴幼儿计划免疫与预防接种
础                  │                                        └─ 0~3岁婴幼儿保健和护理基础知识
知                  │
识                  ├─ 0~3岁婴幼儿日常生活教育基础知识 ─┬─ 0~3岁婴幼儿动作教育的内容与方法
                    │                                  ├─ 0~3岁婴幼儿语言教育的内容与方法
                    │                                  ├─ 0~3岁婴幼儿认知教育的内容与方法
                    │                                  └─ 0~3岁婴幼儿社会性（情感）教育的内容与方法
                    │
                    ├─ 安全工作常识 ─┬─ 育婴员日常安全知识
                    │               ├─ 家庭消防安全知识
                    │               ├─ 食品安全知识
                    │               ├─ 户外安全知识
                    │               ├─ 室内安全知识
                    │               └─ 急救常识及家庭护理包
                    │
                    └─ 相关法律法规 ─┬─ 我国有关婴幼儿保护的主要法律规定
                                    ├─ 我国有关未成年人保护的主要法律规定
                                    ├─ 我国法律法规对育婴员的保护
                                    ├─ 育婴员工作违规失范意外伤害案例
                                    └─ 相关标准、规范、规程
```

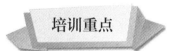

培训项目 ① 0~3岁婴幼儿教养基本理念

培训单元1　0~3岁婴幼儿教养原则

培训重点

1. 了解0~3岁婴幼儿教养常见误区。
2. 掌握0~3岁婴幼儿教养原则。

知识要求

儿童早期是人一生中发展最快的阶段，成人智力水平一半以上的潜力是在4岁以前发展起来的。从经济学评估角度看，在儿童早期发展（early child development，ECD）上的投入是生命全周期中人力资本投入产出比最高的，可以有1∶4~1∶9的投资回报率。因此，儿童早期发展不仅决定了个体自身的发展潜力，更是决定了国家层面人力资本的竞争力。而0~3岁阶段又是儿童期的起始阶段，可以这样说，0~3岁婴幼儿教养是终身教育的起点，更是提高全民族素质的有力保障。

婴幼儿绝大部分的时间是在家庭中度过的，0~3岁婴幼儿以散居为主的现状决定了父母及育婴员等照顾者是开展早期教养的主要力量。育婴员应关注婴幼儿身心健康发展，掌握育儿知识和育儿技能，注重在生活与游戏中的健康养护。同时，育婴员也应注重观察婴幼儿、解读婴幼儿，注重倾听婴幼儿的声音，站在他们的视角看世界。育婴员应该承认每一个婴幼儿都是一个独立的个体，尊重他们的自然发展，给予他们选择适宜自己的活动机会。

因此，育婴员只有学习并掌握科学的教养知识（包含教养理念和教养内容），树立正确的教养态度，能够应用科学的教养技能，才能从根本上促进 0～3 岁婴幼儿的发展。这其中，教养理念尤其重要，育婴员科学的教养理念决定了科学的教养行为。

育婴员应在对婴幼儿生活照料、日常护理和潜移默化的过程中完成养育职能，促进婴幼儿全面、健康、和谐发展，为未来具有强健的体魄、健康的心理和健全的人格奠定良好的基础。

一、0～3 岁婴幼儿教养常见误区

长期以来，0～3 岁婴幼儿教养存在以下两个误区。

1. 养教分离

（1）重教轻养。把早期教养等同于智力开发，过早进行专业训练，拔苗助长。

（2）重养轻育。将早期教养视为照看服务，认为只需依靠耐心照看好婴幼儿，确保其安全，婴幼儿就可以自然成长，完全不讲教养原则，从而错过婴幼儿发展的关键期、敏感期等。

2. 不遵循婴幼儿发展规律

（1）不能及时满足婴幼儿各种生长发育需求。

（2）用成人的标准来要求、评价婴幼儿。

（3）过分强调外部刺激，忽视婴幼儿的具体反应，也缺少与婴幼儿交流互动。

二、0～3 岁婴幼儿教养原则

婴幼儿的学习与发展应该贯穿于育婴员照看的全过程，"以养为主、养教融合"才是符合婴幼儿养育的基本理念，如何才能在这样的理念下实施科学教养呢？育婴员应遵循以下教养原则。

1. 尊重婴幼儿发展权利的原则

（1）遵守相关法律法规。婴幼儿是社会的基本成员，对婴幼儿开展教养活动必须遵守《儿童权利公约》《中华人民共和国未成年人保护法》《中华人民共和国教育法》等法律法规，切实尊重婴幼儿作为一个社会成员所应当享有的尊严和权利。

联合国于 1989 年 11 月 20 日通过的《儿童权利公约》，适用于全世界的儿童，即 18 岁以下的任何人，是第一部有关保障儿童权利且具有法律约束力的国际性约定。我国于 1991 年 12 月 29 日批准了该公约。《儿童权利公约》共有 54 项条款，规定了世界各地所有儿童应该享有的数十种权利，其中包括最基本的生存权、全面发展权、受保护权和全面参与家庭、文化和社会生活的权利。

《中华人民共和国未成年人保护法》是我国专门保护未满 18 周岁公民合法权益的法律，分为总则、家庭保护、学校保护、社会保护、网络保护、政府保护、司法保护、法律责任和附则，共九章一百三十二条。《中华人民共和国未成年人保护法》作为未成年人保护领域的综合性法律，对未成年人享有的权利、未成年人保护的基本原则和未成年人保护的责任主体等作出了明确规定。

《中华人民共和国义务教育法》是我国为了保障适龄儿童、少年接受义务教育的权利，保证义务教育的实施，提高全民族素质，根据《中华人民共和国宪法》和《中华人民共和国教育法》而制定的法律。《中华人民共和国义务教育法》分为总则、学生、学校、教师、教育教学、经费保障、法律责任和附则，共八章六十三条。

（2）在满足婴幼儿基本养护的同时，还应保证婴幼儿接受教育的权利。0～3 岁婴幼儿时期是一个人心理发展极为迅速、可塑性极大的时期。在这个时期的养护活动中进行适当的早期教育，对促进婴幼儿健康成长，具有特殊重要的意义。为什么同年龄的婴幼儿智力发展有差异呢？原因一般来自两个方面，即先天的遗传因素及后天不同环境和教育的影响。一般来说，婴幼儿只要有正常的大脑，出生时这种先天因素的差别是不太显著。因此，造成他们之间智力差别的主要原因在于后天环境和教育的影响，而且首先是家庭环境和教育的影响。

许多良好品质的形成和智慧的获得均在生命的早期，0～3 岁婴幼儿阶段的教育内容也因此而有其特殊性，绝不是指知识的灌输、技能的训练，育婴员应关注并观察婴幼儿的发展情况，把握机会，积极为婴幼儿提供适宜的环境、材料和互动方面的刺激，让婴幼儿在快乐的游戏和生活中健康成长，开发潜能。

（3）尊重婴幼儿的兴趣和自主选择的权利。0～3 岁婴幼儿有独特的发展规律和该年龄段的发展特点，尊重婴幼儿的兴趣和自主选择的权利相当重要。

比如，1 岁的婴儿玩玩具的时候，一会儿拿起这个一会儿拿起那个，好像注意力不集中，但这其实是正常现象。婴幼儿注意力的时间和广度很短很窄，当他们专注玩一件玩具的时候，不要随便打扰他们，让他们自己去观察、去分析、去解决一些问题，逐渐可以发展专注力。

尊重婴幼儿的兴趣和自主选择的权利，有助于他们想象力和创造力的培养。婴幼儿从一出生就积极地通过自己的各种感官和活动来认识这个世界。让他们去自主地探索这个世界，通过观察、感知和行动来发现问题，并且产生兴趣，启动思维去解决问题，从而使他们体验到成长的乐趣和力量，发展他们的想象力和创造力。尊重婴幼儿的兴趣和自主选择的权利，还有助于发展他们的自信心和自主能力。

2. 促进婴幼儿全面和谐发展的原则

科学研究表明，人所有的行为反应，包括灵感、思维、想象、创造都是在大脑神经网络里加工出来的，而这一神经网络又是在生命的前三年里交织而成的。所以，对婴幼儿潜能的开发，本质上是大脑潜能的开发。近年来的研究认为大脑的不同区域在功能上有明显的分工，而这种功能定位又呈现动态的变化，因而人的智力是多元的。哈佛大学霍华德·加德纳教授就提出了多元智能理论，该理论认为，人的智力是多元的，包括语言、逻辑数理、空间、身体运动、音乐、内省、人际等多种智力，且每一种智力都以大脑的生理机制为依据。

有学者认为："脑功能的动态定位特性以及智力的多元性，决定了智力是全脑功能状态的体现。因此，在发展的早期，重要的不是知识的灌输，而是提供或创造一种丰富、适宜的环境，促使婴幼儿的整个脑以全面的方式成熟起来。"这个观点就是指完整的大脑需要以一种整合的思路去开发，这就要求育婴员必须注重环境的综合影响，避免教养内容的片面性和刺激的单一性，并且在思想上认识到婴幼儿的发展是在多种智力的关系中实现的。比如，在诱发婴儿爬行的活动中，就不单单是给他们一种运动的刺激，也不仅仅是动作的单一训练，这里同时包含了视觉引导下的认知因素，人际接触时的社会性因素，以及整个互动过程中的情绪因素等。

因此，育婴员应该以婴幼儿成长规律为前提，捕捉婴幼儿发展的需要，适时（把握时间和速度）、适度（控制刺激的频率和密度）地不断优化教养行为，促进婴幼儿完整发展、全面发展和优势发展。

3. 以情感体验为主的原则

情感需要居婴幼儿精神需要的首位，其中尤其以亲子间的情感纽带最为强烈与牢固。家庭成员、主要照顾者一贯一致地、稳定地、有节制地照护关爱婴幼儿，使他们获得快乐和满足，不仅可以最大限度地促进婴幼儿的身体健康和智力发展，同时也是他们日后获得善解人意、富有同情和爱心、懂得思念和回报等社会情感的基础。相反，缺乏爱的婴幼儿，往往表现出胆小、恐惧、退缩或暴怒、逆反等消极的情绪行为，他们如果在 3 岁前没有解决好这一问题，以后又得不到重视，那么长大后也会在性格中存留多疑、妒忌、过分敏感、自我烦恼、时时感到来自各方威胁等痕迹，这些都是缺乏安全感的表现。

3 岁以前的婴幼儿应该更多地和父母在一起。育婴员作为父母之外的主要照护人，应该设法多激发婴幼儿积极情绪的发生率。如细致的生活照料，让婴幼儿感到舒适，多陪伴在他们身边，不使他们感到孤独，多与婴幼儿做互动游戏，让他们感到快乐和有趣。当婴幼儿的独立性得到发展时，应该理解和宽容，应该支持和信任他们去实践，去探索，去"冒险"，在克服困难、消耗体力中获得愉快的体验，育婴员应该由衷地分享他们的快乐。但任何情感都代替不了父母与婴幼儿间的关系，因此，育婴员不能替代父母的爱。

4. 以养为主、教养融合的原则

以养为主、教养融合既是重要理念，也是育婴员在进行婴幼儿教养活动时必须遵循的一条重要准则。这里的"养"，包括健康、安全及保育等，是一切教养活动的基础，理应放在首位。而教与养的自然融合，则是强调"保中有教，教中有保；自然渗透，教养合一"的观点。因为婴幼儿的生理发育与心理发展是相互依存、不能分割的。许多心理品质是在养育过程中潜移默化地形成的，而许多教育过程也都是在养育活动中自然而然进行的。例如，给婴幼儿洗澡，这是每个抚育者的必修课。然而，正是在这个养育过程中，婴幼儿自然积累着各种经验，如水的冷和热，肥皂沫的多与少，洗澡时间的长与短，以及生活规则的养成（按时洗澡），自理能力的培养，亲子关系的建立等。所以，在婴幼儿照护抚育过程中将教与养自然融合，优化整合，以促进婴幼儿生理、心理的和谐发展。

5. 关注个别差异、促进婴幼儿个体发展的原则

在人的发展阶段的连续过程中，虽然后一阶段是前一阶段基础上的直接产物，但纵览整个向上发展的轨迹，在相邻两个阶段之间的基础作用中，若有发展上的微小偏差也许并非能明显察觉，或对下一个阶段并不产生根本的影响，因而容易被忽略不计。但是按这个逻辑继续发展，这一局部的偏差，很可能导致发展的根本变化，尤其在早期的阶段，局部微小的偏差中隐藏着导致全局性长远性偏差的可能性，且其显现在以后日渐鲜明，这里所指的偏差有以下两类情况。

（1）早期环境中某些变异因素或养育上的失误，如疾病、惊吓、突然的亲子

分离，某种环境的缺失或者教养不当等，所导致的轻微障碍在3岁之前是不易察觉的，但当婴幼儿逐渐长大便会出现了这样那样的困扰，比如学习困难、行为偏激、性格怪僻等。

（2）刻意加速的发展、不恰当的拔高使婴幼儿过早成熟，使发展的前一个阶段没有获得充实就产生跳跃，形成即时效应。但由于许多行为只有经过一定的重复和积累，才能稳定在心理结构中，刻意地加速发展，势必导致基础不稳固，这一脆弱的基础对以后长远的发展没有足够的支持力，不能为长远的发展奠定坚实的支撑。

由此，育婴员要充分理解并接纳婴幼儿在发展过程中的差异是全方位的，有发育与健康方面的差异，也有感知与运动、认知与语言、情感与社会性等方面的差异。育婴员应重视观察发现婴幼儿的个体差异，按照婴幼儿个体基础促进其发展，并能根据不同阶段实施教养活动，在教养过程中能够因材施教。

培训单元2 0~3岁婴幼儿教养行为规范

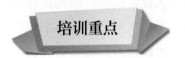

1. 掌握0~3岁婴幼儿的发展特点与教养重点。
2. 了解0~3岁婴幼儿教养活动的行动原则。

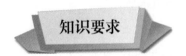

一、婴幼儿的发展特点与教养重点

育婴员必须准确把握婴幼儿的发展特点及与之对应的教养重点，为实施科学育儿奠定基础。

0~3岁婴幼儿的发展主要特点与教养重点主要表现在以下方面。

1. 睡与吃

从自然、按需逐渐过渡到定时、有规律。在新生儿时期，强调自然睡眠、按需哺乳，让婴幼儿在充分自然的状态下，完成从胎儿期到新生儿期的过渡。随着月龄的递增，逐渐定时，让婴幼儿自然、愉快地形成有规律的饮食和睡眠习惯。

2. 盥洗与穿脱衣物

从乐于接受到逐渐自理。初始阶段，在洗脸、洗手、洗屁股、洗澡以及穿脱衣物过程中，只要婴幼儿能配合成人的活动，并乐于接受即可。大约1岁半以后，成人便要创造各种条件，让婴幼儿逐渐学习自我服务。如衣服和鞋袜从脱到穿，盥洗从洗手到洗脸等，让婴幼儿在生活活动中逐渐学习自理，形成基本的生活能力。

3. 动作、认知与语言

从成人提供到自发模仿、练习。在新生儿时期，由成人提供视听刺激，提供抓握玩具，提供俯卧抬头的机会等。随着月龄逐渐增大，成人要创造条件，让婴幼儿自己模仿发音，练习行走，感知常见的动植物和简单的数，开始了解人、物、事之间的简单关系等，使婴幼儿全面体现一个有能力的学习者的风采。

4. 情感与社会性

从成人培育到简单回应和逐渐适应。最初，婴幼儿情感、社会性等方面的发展离不开成人的培育。成人的逗引、交流，为亲子关系的建立奠定了良好的基础。之后，婴幼儿便有了各种自发的反应，能用自己的方式回应他人的各种信号。逐渐地，婴幼儿开始能适应集体生活，适应社会生活，在情感、社会性等方面获得惊人的发展。

育婴员只有准确把握0~3岁婴幼儿各月龄的发展要点和教养要点，才能更好地、科学地实施教养活动。上海市教委在2012年推出了面向全市0~3岁婴幼儿家长的公益科学育儿指导项目"育儿周周看"，并于2019年6月升级为"育之有道"App。在该项目中，公示了0~48月龄婴幼儿每月养育要点，下面以1月龄养育要点为例进行介绍，见案例2-1。

【案例2-1】1月龄养育要点

（1）生长标准

男宝宝体重：2.5~4.3 kg；身长：46.3~53.4 cm；头围：32.1~36.9 cm。

女宝宝体重：2.4~4.2 kg；身长：45.6~52.7 cm；头围：31.7~36.1 cm。

注：以上数据来自世界卫生组织发布的儿童生长标准。

（2）养育要点

1）提倡母乳喂养，按需哺乳。关注宝宝是否吃够，最好方法就是检测他的体重增长。母乳喂养及混合喂养的足月新生儿出院回家即可开始补充 400 IU 维生素 D，早产儿、双胎儿、出生体重小于 2 500 g 的低体重儿补充各类营养素，请咨询医生。喂奶后轻拍后背让其打嗝，右侧卧位，防止吐奶引起的窒息。

2）居室保持整洁，注意通风，保持适宜温度、湿度，让宝宝体感舒适。

3）宝宝除了吃奶，一天的大部分时间都在睡觉，24 h 的睡眠时间能达到 16~17 h；但他不能睡长觉，每隔 2~3 h 就会醒过来。

4）及时更换衣物，包裹松紧适宜，避免衣物遮盖口鼻引起窒息。

5）注意皮肤清洁、干爽，做好脐带、臀部及会阴部的护理，保持眼、耳、口、鼻的卫生。

6）预防皮肤黏膜损伤和感染，尤其是皮肤褶皱处以及脐带部位。

7）注意婴儿皮肤、巩膜的颜色。母乳喂养宝宝会有暂时性皮肤黄染，是正常现象，但黄疸颜色较深，巩膜、手足心都发黄，应就医。

8）积极配合完成医院建议的各类疾病筛查。

9）参照接种卡提示日程进行预防接种。

10）宝宝具有"握持反射"，出生后手部呈握拳状，2~3 月龄左右会自然消失，如 3 月龄后仍一直握拳，建议请医生检查。

11）宝宝有味觉，对甜和苦这两种味道的感知与生俱来。宝宝生下来就会使用自己的嗅觉，而且能够找出气味是从哪里来的，会表现出对自己妈妈乳汁的偏爱。宝宝的听觉偏好妈妈的说话声。

12）哭是宝宝的表达方式，细心家长会发现宝宝饿了、要换尿片、要抱时哭声会有不同。在宝宝清醒、情绪好时，与他对视讲话、抚触是最好的亲子交流方式和早期教育方法。

13）宝宝喜欢被抱着、被爱抚，喜欢有人亲亲他、抚摩他、给他按摩或抱着他四处走走。

二、0~3 岁婴幼儿教养活动的行动原则

育婴员在熟知婴幼儿的发展特点与教养重点的基础上，还应了解婴幼儿通过感官来进行学习、会主动进行学习、注意力不易集中、在反复活动中学习与掌握技能等特点，教养活动要遵循婴幼儿发展规律，依据以下行动原则开展。

1. 多满足，少要求

育婴员应满足婴幼儿游戏的需要，情感交流的需要，语言、认知和社会化等发展的需要。提倡创设环境、条件，让婴幼儿玩个够、亲个够、说个够。

2. 多关注，少"教育"

育婴员应学会关注婴幼儿的发展，并给予积极的支持。例如，要会观察婴幼儿的一般行为：孩子对哪些事物感兴趣？提出了什么问题？是否产生了认知冲突？解决问题的困难是什么？同时，也要会关注孩子的学习特点、认知规律、多元智能的差异以及个性特点。在观察、关注的基础上，予以因人而异、个性化的发展指导。

3. 多自然，少刻意

在早期婴幼儿教养活动中，育婴员应重视环境、材料的影响。为婴幼儿提供能爬行自如、独自活动、平行活动、小群体活动的空间；提供生活中的真实物品，让婴幼儿摆弄、操作；提供利用自然因素开展户外锻炼的机会；提供丰富的语言环境，在生活中随时随地与婴幼儿多讲话，进行沟通交流。在生活中引导学习，在蕴涵教育价值的环境中促进发展，是婴幼儿教养活动的行动原则。

三、0~3岁婴幼儿教养规范

1. 重视婴幼儿的感受需求，认真观察并积极回应，让婴幼儿感受到被重视和关爱。

2. 尊重婴幼儿的人格，尊重其生存和发展的权利。

3. 经常训练婴幼儿的动作技能。

4. 认真回答婴幼儿提出的每一个问题，满足婴幼儿的求知欲望。

5. 注意培养婴幼儿探索外部世界的能力，鼓励其按照自己的意愿和生理心理的成熟度来参与力所能及的事情。

6. 鼓励婴幼儿与同伴进行交往，培养他们与人沟通的能力，使之学会建立良好的人际关系。

7. 培养婴幼儿独立思考的能力，让其在编故事、玩游戏的过程中锻炼自己的想象力和创造力。

8. 经常带婴幼儿接触社会和自然环境，结合日常生活让婴幼儿接受信息、开阔眼界、增长知识、了解社会。环境教育有潜移默化的作用。

9. 培养婴幼儿早期阅读的兴趣和习惯。

培训单元3 0~3岁婴幼儿教养环境

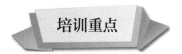

1. 理解家庭教养环境的设置及利用原则。
2. 掌握家庭教养环境的规划要点。
3. 了解家庭教养环境的基本类型。
4. 具备婴幼儿玩具和活动材料提供与制作的能力。

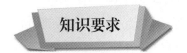

每一个0~3岁的婴幼儿都是在其生活环境的伴随下完成动作发育，在与生活和周围世界的互动中发展了语言、情感、认知和最初的社会交往。可以说，环境即课程，环境即教育，环境即发展。

家庭是婴幼儿出生后接触最早的场所，因此，如果把父母比作婴幼儿的第一任教师，那么也可以把家庭教养环境比作托育机构的活动室，把玩具比作教科书。对于长时间生活的场所，婴幼儿不仅是其中的居住者，同时也是这些空间塑造的结果。为婴幼儿提供安全、健康、适宜的教养环境，就是为婴幼儿提供人际交往的空间，提供练习、探索的机会。

一、家庭教养环境的设置及利用原则

1. 适宜性原则

家庭教养环境应适宜0~3岁婴幼儿活动及发展，能支持0~3岁婴幼儿教养活动。因此，家庭教养环境的材料、设置、利用都要充分考虑0~3岁婴幼儿生理成熟和心理发生发展的速度、水平、需要等，这样才能满足他们在动作、社会性等各方面的个性化发展需求。

2. 生活化与游戏化原则

家庭教养环境要贴合日常生活实际，育婴员将教养活动与婴幼儿的日常生活、感性经验联系起来，使婴幼儿在一日生活中获得身体、认知、情感、社会性等方面的发展。

做游戏是孩子的天性，适合的游戏能够促进婴幼儿发育，创设良好、有效的游戏环境也是一种隐形的教育力量，可以开发婴幼儿智力、促进婴幼儿个性发展，满足好奇心，甚至培养并发展出对学习的兴趣。

3. "脚手架"原则

"脚手架"教学概念由维果斯基在其著名的"最近发展期"理论中提出，以帮助处于现实发展水平的学习者，跨越贴近发展区，进而达到潜在的发展水平。他指出，在面向学生的教学中，鼓励、讲解、提示、回馈、演示、点拨、指导等都可以作为脚手架使用。

当然，在0~3岁婴幼儿阶段，"脚手架"原则是指在顺应婴幼儿当下经验的基础上，适宜的教养环境及材料为他们搭建成长的"脚手架"，帮助婴幼儿产生经验冲突。顺着这个"脚手架"，婴幼儿可以不断地自主探索，不断地试错，从而积累新的经验，慢慢长大。

4. 安全性原则

0~3岁婴幼儿是最柔弱的群体，身心非常娇嫩，并且自我防护意识与能力脆弱，容易受到各类危险因素的伤害，这就决定了在婴幼儿教养过程中，家庭等教养环境中的空间场所、设施设备、用品用具等，应该没有安全隐患，不会对婴幼儿身心造成伤害。

但育婴员也应注意，安全性并非意味着育婴员要营造"绝对安全"的环境，比如，不能因使用剪刀会有潜在危险就不允许婴幼儿接触与使用剪刀，这是因噎废食的做法，也是一种消极的安全。在这种环境里成长的婴幼儿，一旦处于一个具有潜在危险的环境时便会因不知如何应对而增加受到伤害的可能性。在教养活动中，不断帮助婴幼儿学习应对一些常见的潜在危险（如剪刀的使用等）的方法，增强婴幼儿的安全防护意识与能力，这才是一种积极的安全。

二、家庭教养环境的规划要点及创设参考

1. 家庭环境布局要合理且稳定

合理规划家庭环境布局，尽量保证各类功能的区域齐全、充满亲情，确保卫生、舒适、安全。

比如，为婴幼儿睡眠提供稳定场所，注意保持环境温度适宜、空气新鲜、光

线柔和、安静舒爽，以保证婴幼儿的充足睡眠，以利于身体和大脑的良好发育。

又如，为婴幼儿提供相对稳定的日常盥洗等护理环境，这类区域中除了方便接取流动温水，保持适宜的温度，还应该摆放有序，便于取用各类盥洗物品，且方便为这些物品消毒。

再如，为了满足婴幼儿各种动作综合发展的要求，在有条件的情况下，可以建立专门的运动空间，使婴幼儿在室内空间中能充分、安全地运动。如果居住条件有限，可以利用床围或者墙角、床边、沙发、椅子等围出一块活动空间，地面铺上毯子或席子，任婴幼儿做翻滚、爬行训练，或引导婴幼儿练习扶物站立、移动身体。

这些区域的设置要保持相对稳定。婴幼儿长期在相对稳定的活动区域中生活、游戏，有助于形成良好的动力定型，在固定的区域从事固定的活动，能够保证活动能够持续、有效地进行。同时，相对固定的区域也便于整理和管理，有利于良好习惯的形成。

2. 家庭环境中的设施要安全

墙壁的四周保持光滑、无坚硬凸出。矮柜、桌椅等注意边角包圆，减少磕碰的风险。地面干净整洁，以木质地面或铺有软垫、地毯等材料为宜，便于婴幼儿爬行、学习走路等活动。提供的各类玩具、器械等应以棱角圆钝为主的轻质材料，从而避免锐角器具对婴幼儿造成不必要的伤害。成人使用的物品、设备尽可能妥善放置到一定的高度，避免婴幼儿碰触。

3. 提供安全的室外活动空间

充分利用家庭中的阳台、庭院及小区绿地、社区公园等户外活动场所，开展适合婴幼儿身心特点的户外游戏，增加亲子感情，进行体格锻炼，尤其是要保证冬季出生的婴幼儿能够接受日光浴的锻炼，以提高对自然环境的适应能力。

4. 提供充足的玩具和材料

育婴员要根据婴幼儿在不同月龄时期的发展需要，提供安全的、能满足多种感知需要的玩具和材料，也可以充分利用现实生活中的真实物品，通过这些物品激发婴幼儿探索周围世界的兴趣，帮助婴幼儿获得多种感知经验。阅读、玩积木、美工等是游戏和智力学习合二为一的活动，只要婴幼儿喜欢，家庭中的许多场所中都可以摆放图画书、积木玩具或美工材料，让婴幼儿在游戏中动脑、动手。

5. 创设丰富的语言环境

0~3岁是婴幼儿学习语言的关键期，育婴员在日常生活中要为婴幼儿创设丰富的语言环境。育婴员随时随地用简明清晰、生动形象的语言与婴幼儿交流，为婴幼儿描述身边正在发生的事情，为婴幼儿吟唱童谣儿歌。育婴员始终尊重并满足婴幼儿的情感需求，通过爱抚、搂抱、亲近，给予婴幼儿恰当的回应与关爱，鼓励婴幼儿与育婴员交流。

6. 建立有规律的日常生活作息

为婴幼儿建立有规律、动静合宜的健康作息，不仅有益生长发育，也能促进婴幼儿日常行为习惯的养成。

三、玩具和活动材料的提供与制作

1. 各年（月）龄段的玩具、图书示例

各年（月）龄阶段的婴幼儿发展特点不同，玩具、图书提供也有所差异。各年（月）龄段婴幼儿发展重点与玩具、图书示例见表 2-1。

表 2-1　各年（月）龄段婴幼儿的发展重点与玩具、图书示例

年（月）龄段	发展重点	玩具、图书示例
0~6 月龄	感知觉；手的抓握能力；共同注意；发音	按摩球、响声玩具（拨浪鼓）、抓握玩具（手摇铃、磨牙器）、不倒翁、小镜子、图片、图画书
7~12 月龄	位移能力；手眼协调；口尝；共同注意；发音；安全感	拖拉玩具、球、敲击玩具、方木、可咬玩具、镜子、图画书
13~24 月龄	粗大动作；注意事物的细节；共同注意；精细动作；里外等方位探究；大小、分类等意识；因果关系；语言理解与仿说、表达；模仿	攀爬架、滑梯、推拉玩具、车、球、小木马、积木、套桶、拼图、娃娃、图画书
25~36 月龄	粗大动作；分类、配对或组合等能力；假想游戏；语言理解与主动表达；模仿；强烈的独立愿望	球、各类假想游戏玩具、玩具、婴幼儿推车、三轮车、塑胶动物、拼图、各种运输车、积木、图画书

2. 利用生活环境中的材料开展活动

玩具不仅能给婴幼儿带来快乐，还能促进其各方面的发展。婴幼儿的玩具并非仅指成品玩具，还包括那些婴幼儿所熟悉的、感兴趣的自然材料和日常生活物品。比如，置物筐、遥控器等大人使用的物件，可能就会让婴幼儿摆弄很长时间；再比如，卷筒纸也可能会让婴幼儿拉拉扯扯、团团捏捏进行各种"探究"；而当婴幼儿坐在草地上游戏时，或许一片落叶就能吸引他爬过去。

在安全的前提下，育婴员应该支持、鼓励婴幼儿摆弄自然材料和日常生活物品。此外，也可以利用这些材料制作玩具，拓展其使用功能，发挥出其促进婴幼儿发展的更多价值。

（1）材料的选择。游戏材料的选择依据并不复杂，只要是安全的、卫生的、婴幼儿爱玩的，基本就可以考虑。家庭生活场所游戏材料参考示例见表2-2。

表2-2　家庭生活场所游戏材料参考示例

场所	材料	材料特点	适宜游戏活动
客厅、卧室	地板、地毯	根据家具摆设会形成一定范围的活动空间	爬、走等动作游戏或搭积木等各类地面操作游戏
	窗帘、桌布	柔软、易清洗	躲猫猫等藏找游戏
	矮柜、大纸箱、沙发、小床围栏等	高度与婴幼儿扶站着力点匹配	扶站、扶走等动作游戏
	沙发垫	柔软、有厚度、可抱可推	翻爬等动作游戏
	各类柜的门及抽屉	可开合或抽拉	找找、玩玩、说说、认认等认知游戏
	遥控器、画报、各种盒子等物品	利于摆弄或可堆搭	精细动作及认知游戏
厨房	锅碗瓢盆、瓶瓶罐罐等	质地硬、有声响、有容积	打开、合上盖子等精细动作，认知游戏，动作与听觉整合的游戏，里外关系探究的认知游戏，分发餐具等服务活动，敲敲乐等
	食材	安全、可食用	分放食材等分类游戏、剥壳等精细动作游戏、和面粉等操作类活动
卫生间	盥洗用具	塑料或硅胶材质为主，可沉浮、有容积	玩水、玩沉浮游戏等
	泡泡液等洗护用品	可变	玩泡泡等

以上仅是列举，日常生活用品和材料种类繁多、质地多样，适合婴幼儿游戏使用的还有很多，育婴员可以根据实际情况选择。此外，育婴员还可以对材料和生活用品进行一些加工，拓展其功能，丰富婴幼儿游戏内容。

（2）制作举例

1）名称：塞塞放放（见图2-1）

适用年龄：7~18月龄。

材料：塞放箱、球。

功能：促进婴幼儿手部动作的发展，丰富婴幼儿对颜色、大小的感知。

玩法：对于 7~12 月龄的婴儿，可逗引婴儿观察球，并示范把球放入塞放箱的孔中，鼓励他们找找球在哪里，并尝试把球拿出来。

对于 13~18 月龄的幼儿引导他们把球放入塞放箱的孔中，并提示他们根据颜色和大小塞放，尝试分辨球的颜色和大小。

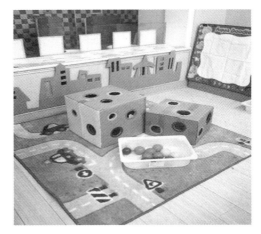

图 2-1 塞塞放放

育婴员应该知道：1 岁左右的婴幼儿正在进行客体永久性方面的发展，特别喜欢玩藏找游戏，而准确地将球取出可以促进婴幼儿手眼协调。喜欢探索容器、尝试理解内外空间关系是 1~1.5 岁婴幼儿的发展特点，所以将球反复塞进、拿出可以满足其学习需要。而对于 2 岁左右的幼儿来说，颜色、大小的辨识，对应等玩法可以促进比较、判断等逻辑思维能力的发展。

2）名称：趣味百宝箱（见图 2-2）

适用年龄：7~12 月龄。

材料：各种长短、粗细且质地不同的玩具。

功能：锻炼五指抓握和手眼协调。

玩法：摇动百宝箱，吸引婴儿注意，可以说："哦，宝宝是喜欢这个玩具呀！是个小沙锤，圆圆的、硬硬的。"

让婴儿在百宝箱中找出自己喜欢的玩具，可以说："宝宝喜欢这个玩具呀！是个小花片，薄薄的、硬硬的。"

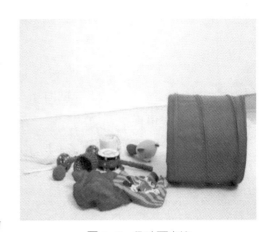

图 2-2 趣味百宝箱

让婴儿在百宝箱中找出自己喜欢的玩具并递给妈妈，可以说："宝宝，把玩具给妈妈。对了，真棒！"

育婴员应该知道：当婴儿拿到一个玩具后，会翻来覆去地来回观察。这时，不要随意打扰婴儿，要允许他慢慢摆弄。如果婴儿对育婴员主动给的玩具没有兴趣，育婴员不要强求，要允许他自己慢慢选择。

3）名称：推小车（如图2-3所示）

适用年龄：13～18月龄。

材料：高度合适的学步推车或不会翻倒的小凳子。

其他准备：选择平坦的地面或缓和的小坡，并清理杂物，帮婴幼儿穿上防滑袜子或鞋子。

功能：促进独立行走。

玩法：把小车推至幼儿面前，可以说："宝贝，开车喽，当小司机喽。"

刚开始时，要在幼儿后面把控小车。可以说："嘀嘀嘀，小车慢慢开！"这样既可以防止其意外跌倒，同时也可以控制车速。

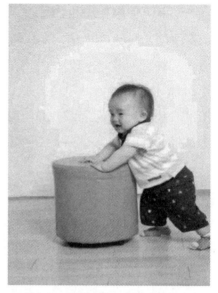

图2-3　推小车

当幼儿走得比较稳时，可在他们前方控制车的方向和速度。可以说："宝贝开得真好啊！我们开到哪里去啊，开到公园去好不好？转弯喽。"

育婴员应该知道：幼儿推车时很容易跌倒，尽量不要分散其注意力。同时不要远离幼儿，以便随时提供保护。

4）名称：运东西（如图2-4所示）

适用年龄：13～18月龄。

材料：水果、瓶子、箱子、球等。

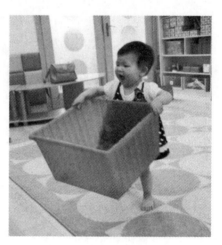

图2-4　运东西

其他准备：给幼儿穿上鞋或有防滑底的袜子，选择合适的搬运物，如整理箱或小凳子。

功能：持物行走，锻炼身体协调能力。

玩法：将一些适合幼儿搬运的物品放在距离他们不远处，并且引导幼儿搬运，可以说："宝宝，那里有瓶水，请你帮我拿来好吗？"

幼儿完成后，表扬他们并再次发出指令："宝宝真能干啊，现在你能把箱子拿过来吗？"

还可以要求幼儿同时拿两样物品，并且一手一个。可以说："宝贝，我想要两个玩具，你一起拿过来好吗？"

幼儿每完成一次搬运，都要给他们充分肯定。可以说："宝贝长大喽，能帮忙做事喽！"

育婴员应该知道：不要让幼儿搬运不容易抓握或者有危险的物品，如水杯、剪刀及重物。

5）名称：彩球飞（如图2-5所示）

适用年龄：19～24月龄。

材料：纸球或塑料球、绳子、胶带。

其他准备：选择家中客厅或户外草地，用胶带将绳子固定在纸球或塑料球上。

功能：促进腿部力量和灵活性发展。

玩法：育婴员提着球在幼儿面前摇晃。可以说："宝宝，我有个漂亮的长尾巴的球，只要用小脚帮忙踢，这个球就能飞起来啦。"

育婴员先示范给他们看，踢的时候慢一点，让幼儿看清楚。可以说："看，抬脚用力一踢，球就飞起来啦！"

育婴员提着球鼓励幼儿尝试踢球，也可以让他们自己提着球踢，育婴员在一旁鼓励。可以说："宝宝好棒呀，球飞得真高！"慢慢地，这个游戏就可以演化成踢足球的游戏啦。

6）名称：袜子手偶（如图2-6所示）

适用年龄：25～36月龄。

材料：报纸、干净的袜子、扭扭棒、粘贴材料"眼睛"。

功能：让幼儿在拼拼贴贴中发现和感受生活中的美，引导想象，激发创造表现。

玩法：育婴员和幼儿一起玩袜子，将袜子拉长，套在手上做手偶，可以说：

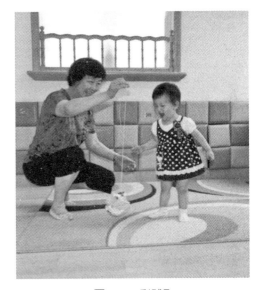

图2-5　彩球飞

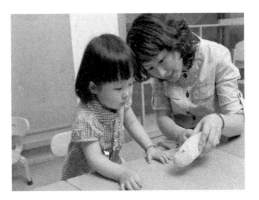

图2-6　袜子手偶

"这是什么？拉拉看，哇！变长了！""套在手上变成一个大老虎的嘴巴，啊呜！啊呜！"

育婴员还可以启发幼儿用袜子做小鱼。可以说："我们用袜子做小鱼吧！"育婴员示范将报纸撕成纸片后揉成小纸球，塞进袜子里，可以说："先给小鱼吃点东西。"然后鼓励幼儿尝试撕纸、揉成小纸球，育婴员将袜筒撑开，让幼儿塞入纸球。可以说："宝宝，喂给小鱼吃。"袜子塞满后，用扭扭棒扎住袜筒，请幼儿给小鱼贴上"眼睛"。完成后，育婴员和幼儿一起用做好的小鱼玩游戏。

培训项目 ②

0~3岁婴幼儿生长发育基础知识

培训单元1 0~3岁婴幼儿解剖及生理发育规律和特点

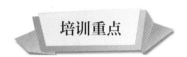

1. 了解0~3岁婴幼儿的年龄分期。

2. 掌握0~3岁婴幼儿的生长发育规律。

3. 理解0~3岁婴幼儿运动系统、消化系统、呼吸系统、泌尿系统、循环系统、神经系统、感觉系统的解剖特点和生理特点。

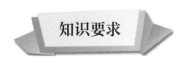

一、0~3岁婴幼儿年龄分期及生长发育规律

1. 年龄分期

0~3岁可以统称为婴幼儿期，也可以细分为新生儿期（从胎儿出生断脐到出生满28天）、婴儿期（出生28天到1周岁以内）、幼儿期（1周岁到3周岁）。

2. 0~3岁婴幼儿生长发育规律

生长是指形体的增长，是量的增长；而发育是指各种功能的演进与成熟，是质的变化。生长和发育两者密切相关，同步发展，可统称为生长发育。婴幼儿生长发育具有以下三方面特点。

（1）年龄越小，生长速度越快。婴儿期是人一生中生长发育最快的时期。但其生长速度并不是一成不变的。随着年龄的增长，其生长速度逐渐减慢。如新生儿时以天为单位计算，1~3月龄时以周为单位计算，4~6月龄以月为单位计算，7~12月龄以3个月为单位计算，1~3岁以年为单位计算。

（2）婴儿阶段，婴儿身体和运动机能的发展遵循从头到脚的规律。

（3）婴幼儿时期要完成从一个毫无生活自理能力的自然人到一个初步能适应社会生活的社会人的转变。

二、0~3岁婴幼儿生理解剖特点

1. 运动系统

（1）婴幼儿运动系统的解剖特点。运动系统由骨、关节和骨骼肌组成。全身各骨以关节相连形成骨骼，起支持体重、保护内脏和维持人体基本形态的作用。骨骼肌附着于骨，在神经系统支配下通过收缩和舒张，带动骨和关节，产生运动。

婴幼儿骨骼外层的骨膜比较厚，血管丰富，有利于婴幼儿骨骼的生长和骨组织的再生和修复。婴幼儿骨骼含骨胶原蛋白等有机物较多，骨骼柔软，弹性大。新生儿出生时头部骨与骨之间有很大的缝隙。在颅顶前方和后方有两处仅有一层结缔组织膜覆盖，分别称前囟和后囟。新生儿的脊柱是直的，生理弯曲是随着动作发育逐渐形成的。婴幼儿关节窝浅、关节韧带松弛。婴幼儿的足弓尚未形成。

婴幼儿的肌肉发育按照从上到下、从大到小的顺序进行，颈部肌肉先发育，然后是躯干肌肉，最后是四肢肌肉。先发展大肌肉群，如腿部和臂部大肌；再发展小肌肉群，如手部小肌肉。因此，婴幼儿的粗大运动是按照抬头、翻身、坐、爬、站、走、跑、跳的顺序发育的，手的精细动作5岁左右才能完成。

（2）婴幼儿运动系统的生理特点

1）婴幼儿骨骼生长迅速。

2）婴幼儿骨骼柔软易弯曲。婴幼儿可以做许多成人无法做的动作，如能吃自己的脚，但也容易弯曲变形。缺乏维生素D和钙易导致弯腰、驼背、鸡胸、"O"形腿或"X"形腿。

3）婴幼儿头部骨骼尚未发育完全。婴幼儿头颅的骨缝4~6月龄闭合，部分婴幼儿后囟在出生后即闭合，未闭合者一般在生后2~4个月闭合，前囟一般在1~1.5岁闭合。

4）脊柱的生理弯曲逐步形成。一般情况下，婴幼儿在3月龄抬头时出现颈曲，6月龄能坐时出现胸曲，10~12月龄学走时出现腰曲。7岁前形成的弯曲还不是很固定，当儿童躺下时，弯曲可消失。7岁后随着韧带发育完善后，弯曲才固定下来。

5）婴幼儿的手部力量小，不能拿重物。出生时腕骨全部为软骨，6月龄才逐渐出现骨化中心，10岁左右8块腕骨才全部钙化完成。

6）婴幼儿关节发育不完全，容易发生关节脱位（脱臼）。

7）婴幼儿到了站立和行走时，才开始出现足弓。由于肌肉力量小，韧带发育不完善，婴幼儿若长时间站立、行走或负重，或经常不活动，可导致足底肌肉疲劳，韧带松弛，形成扁平足。

8）婴幼儿肌纤维纤细，肌肉的力量小，能量储备少，肌肉收缩力较差，容易发生疲劳，不能负重。

2. 消化系统

（1）婴幼儿消化系统的解剖特点。消化系统包括消化道和消化腺两大部分。消化道是指从口腔到肛门的管道，可分为口、咽、食道、胃、十二指肠、小肠、大肠和肛门。通常把口腔到十二指肠这部分称为上消化道，小肠到肛门这部分称为下消化道。消化腺按体积大小分为大消化腺和小消化腺。大消化腺包括肝脏、胰脏等，小消化腺包括胃腺和肠腺等。

婴幼儿处于快速生长发育阶段，每日需要的总能量较成人相对多，而消化器官的发育尚未完善，如果受到某些不良刺激，容易发生消化机能失调。

1）口腔。婴幼儿齿槽突发育不良，口腔浅，舌短宽而厚；唇肌及咀嚼肌发育良好，颊部有坚厚的脂肪垫。这些特点有助于婴幼儿吮吸。但先天性唇裂和腭裂者吮吸有困难。

婴幼儿出生时乳牙尚未萌出，4~10月龄时开始萌出乳牙，2岁左右乳牙长齐，共20颗。乳牙的生长一般是先从中间的上下各两颗乳牙开始萌出，然后是两侧乳牙依次萌出。

2）食管。婴幼儿的食管呈漏斗状，弹力组织及肌层尚不发达。

3）胃。婴幼儿的胃呈水平位，当开始行走后，其位置逐渐变垂直。新生儿胃容量为30~50 mL，3月龄时为120 mL，1岁时为250 mL。胃排空时间随食物种类不同而异。水的排空时间为1.5~2 h；母乳为2~3 h；牛乳为3~4 h。早产儿胃排空时间更长，因此易发生胃潴留。

4）肠。成人肠的长度为身长的4倍，新生儿肠的长度为身长的8倍，婴幼儿超过6倍。婴幼儿肠肌层发育差，肠系膜柔软而长，黏膜下组织松弛，因此易发生肠套叠或肠扭转。

5）胰腺。胰腺既分泌胰岛素又分泌胰液，前者有调节血糖的功能，后者进入十二指肠发挥多种消化酶的消化作用。

6）肝。新生儿肝脏相对较成人大。婴幼儿肝脏富有血管，结缔组织较少，肝细胞小，再生能力强，不易发生肝硬化。

（2）婴幼儿消化系统的生理特点。新生儿具有吮吸反射和吞咽反射，出生后即可开奶。3月龄时唾液分泌开始增加，5月龄时明显增多。由于婴儿的口腔底浅，口腔容量小，不能及时吞咽分泌出的全部唾液，因此易发生流涎。

由于食管呈漏斗状，弹力组织及肌层尚不发达，食管下段贲门括约肌松弛，关闭不严，因此常发生胃食管反流、呕吐或溢乳，大多数婴儿在8~10月龄时胃食管反流症状消失。婴幼儿常因吃奶时吞咽过多空气而发生溢奶。

由于婴幼儿胃容量有限，因此每日喂食应少量多次。婴儿吸吮时常吸入空气，称为生理性吞气症。

3月龄以下婴儿唾液中淀粉酶含量较少，因此不宜喂淀粉类食物。

婴幼儿口腔黏膜非常细嫩，唾液分泌少，口腔黏膜干燥，口腔易受伤，清洁口腔时，须谨慎擦洗。

婴幼儿乳牙牙釉质薄，牙本质较松脆，容易被腐蚀形成龋齿。

婴幼儿肠壁较薄，其屏障功能较弱，肠内毒素及消化不全的产物易经肠壁进入血液，引起中毒症状。

3. 呼吸系统

（1）婴幼儿呼吸系统的解剖特点。呼吸系统由呼吸道、肺和呼吸肌组成。呼吸系统以喉部环状软骨下缘为界，分为上、下呼吸道。上呼吸道包括鼻及鼻旁窦、咽、喉等；下呼吸道包括气管、支气管、毛细支气管及肺泡。呼吸系统的主要功能是进行气体交换。

1）鼻。婴幼儿鼻腔相对短小而窄，鼻黏膜柔嫩，血管丰富，感染时鼻黏膜充血肿胀，易出现鼻塞。

2）鼻泪管和咽鼓管。婴幼儿鼻泪管短，开口接近于内眦部，鼻泪管瓣膜发育不全，因而鼻腔感染常易引起眼部炎症。婴幼儿的咽鼓管较宽，并且直而短，呈水平位，而鼻咽腔开口处较低，故咽部炎症易引起中耳炎。

3）喉。婴幼儿喉腔窄，声门狭小，软骨柔软，黏膜脆弱，黏膜下组织较疏松，富有淋巴组织和血管，即使轻度炎症也易发生喉头狭窄而出现呼吸困难、声音嘶哑。

4）气管、支气管。婴幼儿气管及支气管管腔相对成人狭窄，软骨柔软，缺乏弹力组织，黏膜极柔弱，有丰富的血管。黏液腺分泌不足，所以气管、支气管较干燥，黏膜纤毛运动差，不能很好地清除微生物及黏液，易发生感染。

5）肺。婴幼儿肺脏富有结缔组织，弹力组织发育差，血管丰富，含血较多而含气较少，肺间质较多，肺泡数量较少，故感染时易被黏液堵塞引起肺间质炎症，并易发生肺不张、肺气肿及肺后下部坠积性瘀血等。

6）胸廓。婴幼儿的胸廓，前后径相对较长，呈圆筒状，肋骨呈水平位。胸腔较小，肺脏相对较大，几乎填满整个胸腔，加之呼吸肌发育较差，肌张力差，呼吸时胸廓运动不充分，肺的扩张受限制，气体交换不能充分进行。随着年龄增长，婴幼儿开始站立、行走后，膈肌逐渐下降（3岁以后下降至第5肋），肋骨逐渐倾斜，胸部形状逐渐接近成人。婴幼儿期以腹式呼吸为主。

（2）婴幼儿呼吸系统的生理特点

1）上呼吸道具有调节温度的作用。上呼吸道黏膜有丰富的毛细血管网，呼吸时能把吸入的冷空气加温至接近体温，还可以起到加湿的作用。婴幼儿鼻腔无鼻毛，灰尘、微生物等易侵入呼吸道。

2）黏膜纤毛的清除作用。支气管以上部位的黏膜上皮细胞，均有纤毛运转系统，具有清除功能。

3）婴幼儿肺回缩力与胸廓回缩力较成人小，故肺处于膨胀状态时，若需氧量增加，由于缓冲气量较少，易发生缺氧。

4. 泌尿系统

（1）婴幼儿泌尿系统的解剖特点。泌尿系统由肾脏、输尿管、膀胱和尿道组成，主要功能是排出机体新陈代谢中产生的废物和多余的液体，保持机体内环境的平衡和稳定。

1）肾脏。新生儿肾脏相对较大，位置较低，故2岁以下婴幼儿肾脏容易扪及。

2）输尿管。婴幼儿输尿管较长而弯曲，管壁肌肉及弹力纤维发育不良，输尿管容易扩张并受压迫及扭曲而导致梗阻，造成尿潴留进而诱发感染。

3）膀胱。婴幼儿膀胱位置较高，尿充盈时可在下腹部触及，随年龄增长膀胱逐渐下降至盆腔内。

4）尿道。新生女婴尿道仅1 cm长（性成熟期时3～5 cm长），尿道外口暴露且接近肛门，易受粪便污染而引起尿道感染。男婴尿道较长，但常有包茎，易形成积垢，进而引起细菌上行性感染。

（2）婴幼儿泌尿系统的生理特点。肾脏不仅是重要的泌尿器官，也是维持机体内环境稳定的重要调节器官和内分泌器官。足月儿出生时肾脏已能有效发挥作用，但是储备能量差，调节机制不够成熟。在喂养不当、疾病或应激状态下，易出现功能紊乱。随着生理要求的提高，肾功能逐渐完善，到1岁后各项肾功能按体重或体表面积计算已接近成人水平。

5. 循环系统

（1）婴幼儿循环系统的解剖特点

1）心脏。婴幼儿时期心脏体积相对较成人稍大。新生儿心脏重20～25 g，占体重的0.8%；1～2岁达到60 g，占体重的0.5%。

2）大血管。新生儿大血管的弹力纤维少，弹力不足，随着年龄增长血管壁逐渐增厚，弹力纤维逐渐增多，12岁时大血管的发育成熟程度达到成人水平。

（2）婴幼儿循环系统的生理特点。新生儿心脏的迷走神经发育尚未完善，迷走神经中枢紧张度较低，对心脏抑制作用较弱，而交感神经对心脏作用较强。5岁时，心脏神经装置开始具有成人的特征，10岁时完全成熟。年龄越小，心率及呼吸频率越快，见表2-3。

表2-3 不同年龄儿童呼吸次数平均值及与脉搏之比

年龄	每分钟脉搏平均次数	每分钟呼吸平均次数	脉搏：呼吸
新生儿	120～140	40～50	3：1
1岁以内	110～130	30～40	3～4：1
1～3岁	100～120	25～30	3～4：1
4～7岁	80～100	20～25	4：1

6. 神经系统

（1）婴幼儿神经系统的解剖特点

1）脑发育迅速。婴幼儿大脑发育迅速，脑重量增长很快。新生儿脑重量平均为350 g，1岁时可达950 g，6岁时可达到1 200 g（成人为1 400～1 500 g）。

2）神经髓鞘化。髓鞘是指包裹在神经突起外面的一层类似电线绝缘体的磷脂类物质，使人的动作更为准确。刚出生婴幼儿的神经细胞缺乏髓鞘，因此兴奋传导易波及邻近神经而引起泛化现象，造成婴幼儿动作不精确。通常神经纤维髓鞘化到4岁时才能完成。

3）小脑发育晚。新生儿脑干、脊髓已经发育成熟，但小脑功能到3岁左右才逐渐完善。

4）自主神经发育不全。婴幼儿自主神经发育尚不成熟，表现在内脏器官的功能活动不稳定。如婴幼儿的心跳和呼吸频率较快，节律不稳定，胃肠功能容易受到情绪的影响。

（2）婴幼儿神经系统的生理特点

1）婴幼儿的大脑尚未完全建立起各种神经反射，所以在运动、语言、思维等各方面的能力都未发育完善。虽然6岁儿童的大脑在重量上已接近成人水平，但大脑功能仍不完善。

2）婴幼儿大脑皮层发育不完善，兴奋占优势，抑制过程形成较慢。因此，婴幼儿大脑对外界刺激非常敏感，很容易兴奋，注意力不能持续集中，不能长时间做一件事。

3）婴幼儿小脑发育晚，因此平衡能力差，动作协调性比较差，走路不稳，容易摔跤。

7. 感觉系统

（1）婴幼儿感觉系统的解剖特点。感觉系统是神经系统中处理感觉信息的一部分。感觉包括视觉、听觉、触觉、味觉和嗅觉。感觉系统包括感受器、神经通路以及大脑中和感觉知觉有关的部分。感觉系统是物理世界与内心感受之间的变换器。

（2）婴幼儿感觉系统的生理特点

1）皮肤的生理特点

①保护功能差。婴幼儿皮肤细嫩，角质层薄；真皮层的胶原纤维和弹性纤维较少，细菌容易入侵。

②代谢活跃。婴幼儿皮肤新陈代谢快，分泌物多，容易长疖子，需要经常清洗。

③体温调节能力差。婴幼儿皮肤的散热和保温功能不完善，容易受凉或中暑。新生儿易因衣被过厚而发生"脱水热"。

④皮肤渗透作用强。婴幼儿皮肤薄嫩，渗透作用强，有害物质更容易通过皮肤被机体吸收而引起中毒。

2）眼睛的生理特点

①眼睛发育不良。5岁前的儿童，眼球前后径短，物像往往落在视网膜后面，造成儿童生理性远视。

②眼睛调节能力强。婴幼儿的晶状体弹性好，调节能力强，尽管是生理性远视，但对于近处的物体也能看得清楚。

③眼睛容易近视。婴幼儿由于生理性远视，看近物时需要收缩睫状体使晶状体突出。长时间看近物，容易造成睫状体疲劳，眼睛调节能力下降，晶状体凸度增大，形成近视。

3）耳的生理特点

①耳咽管短、平。人体中耳内有一管道与咽部相通，称为耳咽管。婴幼儿的耳咽管短、管径宽、呈水平位置，上呼吸道的病原体容易从耳咽管进入中耳，引发中耳炎。

②对声音敏感。婴幼儿对声音比较敏感，60 dB的声音就会引发婴幼儿呼吸频率和节律的改变。

8. 内分泌系统

内分泌系统包括弥散内分泌系统和固有内分泌系统。激素是内分泌系统借以调节机体生理代谢活动的化学信使，它们由各种内分泌细胞所合成、储存和释放。在人体内，多数内分泌细胞集中形成特殊的内分泌腺体，如脑垂体、甲状腺、甲状旁腺、胰岛、肾上腺和性腺等，但也有些内分泌细胞分散于某些脏器或广泛散布于全身组织中。对婴幼儿生长发育影响较大的内分泌腺主要有脑垂体和甲状腺。

9. 生殖系统

生殖系统包括内生殖器和外生殖器两部分。男性外生殖器官包括阴茎和阴囊；内生殖器官包括睾丸、附睾、输精管、射精管、尿道和三对附属腺（前列腺、精囊腺和尿道球腺）。女性外生殖器官包括阴阜、大阴唇、小阴唇、阴蒂、阴道前庭等；内生殖器官包括阴道、子宫、输卵管及卵巢。

培训单元2　0~3岁婴幼儿心理发展的基本规律和特点

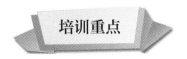

1. 掌握0~3岁婴幼儿心理发展的基本规律。
2. 掌握0~3岁婴幼儿心理发展的特点。

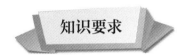

一、0~3岁婴幼儿心理发展的基本规律

1. 连续性和阶段性的统一

连续性指婴幼儿心理发展是一种连续、渐进的过程。这些发展不是突然改变的，而是一种量的不断积累。

当心理发展随着量变的积累到了一定程度，就会发生质变，从而使婴幼儿心理发展呈现出阶段性的特点，表现出一些在质上不同的年龄段特点。每一年（月）龄段都有最典型的特征，以区别其他阶段。

2. 稳定性和可塑性的统一

婴幼儿心理发展的每一个阶段的特点是相对稳定的。从前一阶段向后一阶段过渡的时间可能略有早晚，但表现出一种稳定的发展顺序，既不能逾越，也不能逆向发展。总体而言，发展遵循由低级向高级、由简单到复杂的固定顺序进行。

由于遗传、环境及教育等因素的不同，即使在同一年（月）龄阶段，不同个体之间身心发展也存在着个别差异性，同时也具有一定的可塑性。

3. 婴幼儿期是儿童心理发展的关键期

已有研究表明，婴幼儿时期是人身心发展的关键时期，也是一个重要的教育时期。根据生理学家和心理学家的研究，人的大脑在出生以后第5个月到第10个月发育最快，到第二年年末，就基本上完成了它的生长过程。1岁半左右的幼儿，平均每天用 15 分钟的时间就可以学习 2~3 个汉字，如果坚持学到四五岁的时候，就可以认识 2 000 多个汉字。新生儿主要靠感官（眼、耳、鼻、舌、皮肤）认识周围世界，3 岁时不仅有相应的观察、记忆、思维能力，而且情绪和情感也大大丰富了。婴幼儿期是个体心理机能产生和快速发展的时期，个体心理机能在此时期一旦受到损害，很有可能对其一生的发展产生深远的影响。

二、0~3 岁婴幼儿心理发展的特点

0~3 岁婴幼儿心理发展包含许多方面，其中感知觉、注意、记忆、思维、想象、言语、情绪、自我意识、气质特点、人际交往、动作发展等都是发展的重要方面。

1. 0~1 岁婴儿心理发展

出生后的第一年，称为婴儿期。这一年是儿童心理开始发生和一些心理活动开始萌芽的阶段。在这一年里，儿童的心理发展最为迅速，心理特征变化最大。

（1）感知觉的发展。感觉和知觉是不同的心理过程。感觉反映的是事物的个别属性，如物体的形状、颜色、气味、温度、重量等，是依赖个别感觉器官的活动。知觉反映的是事物的整体，即事物的各种不同属性、各个部分及其相互关系，是依赖多种感觉器官的联合活动。感知觉是人发展最早，而且是最早达到完善化的心理过程。1 岁前婴儿感知觉的发展，主要体现在听觉、视觉、嗅觉及触觉等方面。

1）听觉。出生之前，新生儿的听力就已经在发育了。两三周的新生儿已经能安静地听一些声响（如人声、乐声等），并且做出不同的反应。他们对母亲的声音尤为敏感，听到母亲的声音会做出微笑或寻找等积极的情绪反应。相反，对陌生人的声音便没有这些反应。

2）视觉。新生儿时期，婴儿视觉的发展水平在各种感觉能力中是最低的。新生儿的视觉敏锐度（即视力）只有成人的 1/10，1 岁时与成人接近。出生不到一周的新生儿，就已经具备了颜色视觉能力，视觉集中现象在出生后两三周时就开始了，凡是活动的、色彩鲜艳的东西，以及人脸等刺激都可引起婴儿片刻的注视。在人生第一年里，婴儿的视觉集中时间会逐渐延长，距离也会逐渐由近到远。

3）嗅觉。嗅觉功能在出生第一天就有表现，新生儿已能对有刺激性气味的物体做出各种反应，如出现面部表情的变化、不规则的深呼吸、脉搏加强、打喷嚏、把头转开，以及四肢不安宁的动作等。出生一周的新生儿已能辨别母亲的气味和

其他人的气味。同时，新生儿对气味的空间定向也相当敏感，其回避令人不愉快气味的次数多于朝向这种气味的次数。4月龄的婴儿，嗅觉的分化已较稳定，能区别出好闻的气味和不好闻的气味。

4）触觉。新生儿一出生就有触觉反应，很多天生的无条件反射都有触觉的参与。例如，婴儿出生后的吮吸反射、抓握反射等。当用乳头或手指触碰新生儿的口唇时，婴儿会出现口唇及舌的吮吸蠕动，这就是吮吸反射。将手或者其他东西放到婴儿手心里，婴儿就会把手指或东西紧紧握住，这就是抓握反射。婴儿主要通过口腔和手来探索事物。

（2）注意的发展。注意是指心理活动对一定对象的指向和集中。注意是一种心理状态，而不是一种独立的心理过程，它总是在感觉、知觉、记忆、想象、思维、情感、意志等心理过程中表现出来。任何一个心理过程自始至终都离不开注意。

根据是否有预定目的、是否需要意志努力，注意可分为有意注意和无意注意两种形式。

新生儿刚开始接触外部环境，就出现无条件定向反射，这是无意注意发生的标志。婴儿期的注意主要是无意注意，但注意的对象逐渐增加。6月龄后，婴儿不仅注意具体事物，对周围的语言刺激也会引起注意。

（3）记忆的发展。记忆是在头脑中积累和保存个体经验的心理过程。1岁以前的婴儿记忆能力比较差，5～6月龄的婴儿仅仅可以认识和记住自己的妈妈，且保持时间短。周围事物在反复出现的情况下，1岁之前的婴儿才可以逐步熟悉与记忆。

（4）思维发生的准备。思维是人脑对客观事物概括、间接地反映，是认识的高级形态。0～1岁的婴儿还不具备真正的思维，这个阶段叫作思维发生的准备时期。婴儿通过视觉、听觉、嗅觉、味觉、触觉等感觉，在综合知觉的基础上，产生了最初的表象，在萌芽状态的表象基础上，随着言语的发展，产生了思维的萌芽。

（5）言语发生的准备。语言是由语音、词汇和语法构成的复杂符号系统，是人类交际的最重要的工具。言语是个体借助语言传递信息的过程，包括理解别人运用语言和自己运用语言的过程。儿童并非生而具有言语的能力，言语的获得是学习的结果。

人们常把儿童说出的第一批真正能被理解的词的时间（1岁左右）作为言语发

生的标志，并以此为界，将言语活动的发生发展过程分为言语准备和言语发展两个阶段。0~1岁为言语发生的准备阶段，又称为前言语阶段，其中又可以分为简单发育阶段（0~3月龄）、连续发育阶段（4~8月龄）、学话萌芽阶段（9~12月龄）三个小阶段。

婴儿6月龄以后常常发出许多重复的、连续的音节，如"妈妈""爸爸"，好像是叫妈妈爸爸，其实不代表任何意义。9~10月龄以后，婴儿能够听懂一些词语的简单含义，并能按成人的语言指导做出一些动作，如"欢迎"会拍拍手，"再见"会摆摆手等。同时，婴儿会主动发出一些声音来表示自己的意愿，如玩具掉在地上，要别人捡起来，于是发出"嗯！"的声音并同时辅以手的动作。

（6）情绪的产生和分化。婴儿出生后，立即产生情绪表现，头几天的新生儿或哭或安静、或四肢划动等，被称为原始的情绪反应。

原始情绪反应的特点是：它们是与生理需要是否得到满足直接关联的。身体内部或外部不舒适的刺激，如饥饿或尿布潮湿等刺激，会引起哭闹等不愉快的情绪。当直接引起情绪反应的刺激消失后，这种情绪反应也就停止，代之以新的情绪反应。例如，换上干净尿布后，婴儿立即停止哭声，情绪也变得愉快。原始情绪反应是儿童与生俱来的遗传本能，具有先天性。

（7）气质特点显现。气质是人心理活动动力方面比较稳定的心理特征。心理学中的气质概念与日常生活中所说的脾气、秉性、性情等词义相近。气质主要有以下三个方面的特点。

1）先天性。气质是一出生就有的，在新生儿期就有所体现。

2）遗传性。气质与人的神经系统紧密联系，因此气质与遗传关系密切。

3）稳定性。气质与性格、能力等其他心理特征相比，更具有稳定性。

气质是个体表现在心理活动的强度（如情绪体验强弱）、速度（如言语速度）、灵活性和指向性等方面的一种稳定的心理特征。根据这些方面的不同表现，可以将人分为若干气质类型，不同的学者有不同的归类方法。

气质无好坏之分，个体的气质在遗传、教育、环境等因素的影响下，随着年龄的增长会发生一些规律性的变化。成人应该正确了解儿童的气质特点，并正确引导其发展为良好的个性特征。

（8）亲子关系的建立。0~1岁阶段，婴儿建立的人际关系是亲子关系，即婴儿同父母的交往关系。出生后一个月内，婴儿逐渐出现和母亲的"眼睛对话"，在吃奶时，眼睛不时地看看母亲。他们看见人脸会发出积极的情绪反应，这种现象说明，出生后第一个月内，婴儿就已经出现了人类特有的需要，即人际交往的需要。

5~6月龄的婴儿开始认生，他们对亲近的人和陌生的人已经有了明显的不同反应。认生是儿童认识能力发展过程中的重要变化。它一方面明显地表现了感知辨别和记忆能力的发展，即儿童能区分熟人和陌生人，能够清晰地记得不同人的脸；另一方面，也表现了儿童情绪和人际关系发展上的重大变化——出现了对亲人的依恋和对熟悉程度不同的人的不同态度。

（9）动作发展。动作本身虽不是心理，但心理的发展却离不开动作。动作技能是心理活动的外部表现，是儿童发展水平的体现和客观指标。婴儿出生后，动作技能随之开始发展。出生后前几年，儿童动作发展的进程和身体及神经系统发展一样，遵循首尾原则，即头、颈、上肢的动作发展先于下肢动作的发展。到1月龄结束时，随着大脑和颈部肌肉的发展相对成熟，大多数婴儿能在俯卧时抬起下巴；约1.5月龄时，在有人搀扶下能直立，头能平稳地竖起；7月龄左右，能独立坐着；11月龄左右，能独立站着；接近12月龄时，有的婴儿可以开始独立行走。婴儿早期动作的发展也同样遵循近远原则，表现为以头和脊椎为中心，向身体四周和边缘有规律地发展，即头、躯干、手臂的动作发展先于双手和手指的发展。婴幼儿动作技能的发展顺序见表2-4。

表2-4　婴幼儿动作技能的发展顺序

动作技能	获得的平均月龄
搀扶着直立，头平稳地竖着	1.5
前倾时，用手臂撑起自己	2
从侧面滚到后背	2
抓住方块	3.7
从后背滚到侧面	4.5
独立坐着	7
爬行	7
扶着直立	8
玩拍手游戏	9.7
独立站着	11
独立行走	11.7
将两个方块叠在一起	11.7

动作技能	获得的平均月龄
乱写乱画	14
在帮助下走楼梯	16
原地跳	23.5
用脚尖走	25

2. 1~3 岁幼儿心理发展

1~3 岁是真正形成人类心理特点的时期。幼儿在这个时期学会走路，开始说话，出现表象思维和想象等人类所特有的心理活动，出现独立性。在此阶段，幼儿的各种心理活动逐渐齐全。

（1）表象思维的发展为记忆和想象的发展奠定基础。幼儿的表象思维在此阶段发展起来，特别是 1.5~2 岁左右，当事物不在眼前时，幼儿能够在大脑中出现关于该事物的表象。表象思维的发生使幼儿的认识活动出现重大的变化，他们可以回忆起过去感知过的事物。比如，1 岁前的婴儿离开妈妈时会哭，但过一会儿就忘了，如果妈妈重新出现，他看见了又想起要妈妈。这说明婴儿 1 岁以前在头脑中还没有建立起关于事物的表象，看不到事物，头脑中就没有有关的形象。2 岁左右，即使妈妈不重新出现，幼儿也要找妈妈，当他看见了和妈妈有关的东西时也会想起妈妈，这说明幼儿已经在大脑中建立了关于该事物的表象。

表象思维的发生使幼儿有可能产生想象。1 岁左右的幼儿只能胡乱摆弄物体，2 岁左右的幼儿已经能够拿着物体进行想象性活动。这时出现了游戏的萌芽，比如，拿着一块长积木在娃娃头上擦，想象着给娃娃梳头。这时也出现了最初的绘画活动，比如，画出一个近似圆形的东西，说是"大饼"。3 岁前幼儿想象的内容比较简单，常依赖于成人的语言描述和具体的情境刺激，具有复制性和模仿性，创造的成分很少，往往缺乏明确的目的性。

（2）注意的发展。1.5~2 岁，幼儿表象思维开始发生。从此，幼儿的注意和表象思维密切联系起来。当眼前的事物和已有表象出现矛盾或存在较大差异时，幼儿会产生最大的注意。到 2 岁左右，语言真正形成，语言作为新的信号系统，已经能够引起幼儿的注意。幼儿听到成人说出某个物体名称时，便会去注意这个物体。1.5 岁左右的幼儿，能够集中注意玩玩具、看图片、听故事，这些注意活动都是与表象和语言分不开的。

总的来说，3岁前幼儿注意的时间很短，注意的事物不多。但是2岁后幼儿在活动中注意的时间已比2岁前延长，并能注意到周围人们的活动。2.5~3岁，幼儿注意集中的时间又有所延长。比如，对适合其年龄特点的动画片，基本上能够坚持看完，注意到的事物更多，注意和认知过程的结合，使幼儿获得更多的知识。

（3）思维的萌芽。人类典型的认识活动——思维，也是在这个时期萌芽的。思维是高级的认识活动，是智力的核心，思维的发生标志着幼儿的认识活动已基本形成。

1~3岁阶段主要产生的是人类的低级思维形式，即感知运动思维，又称直觉行动思维。此阶段幼儿的各种心理活动都带有明显的直觉行动性质，即幼儿对事物的感知、注意、记忆及思维活动，都是在直接与该事物的接触或是在活动中进行的。离开具体事物、具体活动，幼儿便不能进行认识。

（4）言语的发生。1~3岁是言语发生的时期，其又可分为两个小阶段。

1）理解语言迅速发展阶段（1~1.5岁）。在这个阶段，幼儿能听懂许多话，但是说出的不多，有的孩子甚至完全不说话，只用手势和行动示意，比如问："你的鼻子呢？"幼儿能按问题指出身体的一些部位。

2）积极说话发展阶段（1.5~3岁）。此阶段的幼儿明显地开始说话了，也突然地会说话了。除了会说"妈妈""爸爸"和自己的名字外，还会叫出许多物体的名字，会背诵诗词、演唱歌曲，也会回答简单的问题。2岁左右的幼儿，虽然说话不成句，但总是喜欢叽里咕噜地说。研究表明，3岁的幼儿已能掌握800~1 100个词汇。

（5）自我意识的萌芽。自我意识是主体对其自身作为客体存在的各方面的意识，它是个性的重要组成部分。幼儿在与他人的交往中，在与客观事物的相互作用中，通过"人"与"我"、"物"与"我"的比较中，逐渐意识到外部世界与自己之间的区别，从而形成对自己的认识。大约1岁后，幼儿出现自我意识的萌芽，独立性的出现是幼儿开始产生自我意识的明显表现。这时幼儿知道"我"和外界的"人""物"都有所不同，在语言上逐渐分清"我"和"你"，行动上表现为"自己来"，比如不愿让妈妈抱着他走，要自己走路。独立性的出现是幼儿心理发展上非常重要的一步，也是人生前两三年心理发展成就的集中表现。

（6）人际交往的发展变化。随着年龄的增长，幼儿生活范围逐渐扩大，幼儿的注意从对父母的依恋逐渐转移，慢慢地被同伴所吸引，变得更喜欢和同伴一起玩，他们的生活里走进了更多的同龄伙伴，这是幼儿正在发展的一种崭新的人际关系——同伴关系。

1岁以后，随着运动和语言交流能力的出现，幼儿之间出现了较多的简单性游戏，如发现同伴的玩具，或扮演一些简单的游戏角色。渐渐地，幼儿与同伴一起玩的时间逐渐延长。在同伴游戏中，幼儿的交往需求增多，通过积极的交往行为寻求同伴，同时也会对同伴的行为作出反应。此时的同伴交往还是以一对一的活动为主，多对多的群体性交往还有一定的困难。

培训单元3　0～3岁婴幼儿异常发育行为基础知识

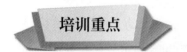

1. 掌握0～3岁婴幼儿发育异常的表现。
2. 掌握0～3岁婴幼儿孤独症的表现。
3. 掌握0～3岁婴幼儿交流障碍的表现。

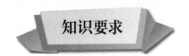

婴幼儿的发展有一定的规律，既有连续性，又有阶段性，在不同的年龄阶段，有明显不同的发展标志。在掌握发育里程碑相关知识的基础上，可以通过观察这些标志，了解婴幼儿的身心发展是否在正常范围内，但由于生长发育同时受多种因素（遗传、教育等）的影响，又有明显的个体差异，如有的孩子说话早、有的孩子走路晚等，都属于正常现象。

一、婴幼儿行为异常早期识别

婴幼儿各年龄阶段的发育标志不是绝对的，孩子的发育情况与发育标志有出入，也不要急。但是，如果孩子出现"发育预警征象"中的情况（见表2-5）就需要注意观察，必要时咨询医生，因为这些预警征象说明婴幼儿在某方面的发展落后了，必须及时查明原因，采取措施。

表2-5　婴幼儿发育预警征象

年（月）龄	婴幼儿发育预警征象
3月龄	对很大声音没有反应或不注视人脸，不追视移动的人或物品，逗引时不发音或不会笑，放置于俯卧位时不会抬头
6月龄	发音少，不会笑出声，不会表现快乐，眼睛很少注视别人，紧握拳不松开，不会伸手及抓物，不能扶坐
8月龄	听到声音无应答，不会区分生人和熟人，不会双手传递玩具，不会独坐
12月龄	不会挥手表示"再见"或拍手表示"欢迎"，对叫自己的名字无反应，对于任何言语指令没有反应，没有咿呀学语，没有手势语言，不能进行目光跟随，对于动作模仿不感兴趣，不会用拇、食指对捏小物品，不会扶物站立
18月龄	不会有意识地叫"爸爸"或"妈妈"，不能用手指指物或用眼睛追随他人手指指向，没有展示和给予行为，不会独走，与人无目光对视
2岁	没有有意义的语言，没有自发的双词短语，不会扶栏杆上楼梯，不会跑，不会用匙吃饭
2.5岁	兴趣单一、刻板，或者不会说2~3个字的短语，不会示意大小便，走路经常跌倒
3岁	不会双脚跳，不会模仿画圆，不能与其他幼儿交流、游戏，不会说自己的名字

二、孤独症（autistic disorder，ASD）

儿童孤独症是广泛性发育障碍中最常见、最具代表性的疾病，起病于婴幼儿时期，以社会交往障碍、交流障碍、局限的兴趣及刻板与重复的行为方式为主要临床表现，多数患儿伴有不同程度的精神发育迟滞。研究显示，儿童孤独症或孤独症谱系障碍多起病于36月龄以内。其病因及发病机制复杂，是一个以遗传为主，遗传因素和环境因素相互作用而导致的结果。

孤独症早期出现的"五不（或五少）"行为预警表现如下。

（1）不（少）看。不（少）看指目光接触异常，孤独症患儿早期即开始表现出对人尤其是人眼部的注视减少，有些孤独症患儿即使可以对话，但是面对面注视仍然不正常。

（2）不（少）应。不（少）应包括叫名反应和共同注意。患儿对父母的呼唤声充耳不闻，叫名反应不敏感；共同注意是婴幼儿早期社会认知发展中的一种协调性注意能力，是指个体借助手指指向、眼神等与他人共同关注二者之外的某一物体或者事件。因孤独症患儿呈现出较低的共同关注及沟通水平下降，因此共同注意缺陷也是"不应"的表现。

（3）不（少）指。不（少）指即缺乏恰当的肢体动作，无法对感兴趣的东西提出请求。如不会点头表示需要、不会摇头表示不要、不会有目的的指向、不会手势比画等肢体动作。

（4）不（少）语。多数孤独症患儿存在语言出现延迟，一些患儿即使可以言语，也很少甚至不能进行对话交流。

（5）不当。指不恰当的物品使用及相关的感知觉异常。一些患儿可能在12月龄即会出现对于物品的不恰当使用，包括旋转、排列以及对物品的持续视觉探索。言语的不当也应引起注意，表现为正常言语出现后言语的倒退，出现难以听懂、重复、无意义的语言等。

任何年龄出现言语功能倒退或社交技能倒退现象时，都要警惕孤独症。

使用婴幼儿孤独症筛查量表，可以发现婴幼儿是否存在孤独症的早期异常表现，适合于0~18月龄的婴幼儿。该表分为A（见表2-6）和B（见表2-7）两部分内容，A部分内容通过询问孩子的父母或孩子的照顾者获得信息，B部分内容通过对孩子表现的观察获得信息。

表2-6 婴幼儿孤独症筛查量表（A）

序号	A部分：询问父母或照顾者	是	否
1	您的孩子喜欢坐在你的膝盖上跳动或被摇晃吗？		
2	您的孩子对别的孩子感兴趣吗？		
3	您的孩子喜欢爬高（比如上楼梯）吗？		
4	您的孩子喜欢玩"躲猫猫"游戏吗？		
5	您的孩子曾经玩过"假扮"游戏吗？如假装打电话、照顾玩具娃娃或假装其他事情。		
6	您的孩子曾经用过食指去指、去要某件东西吗？		
7	您的孩子曾经用过食指去指、去表明对某件东西感兴趣吗？		
8	您的孩子会恰当地玩玩具（如小汽车、积木）吗？而不是只是放在嘴里、乱拨或乱摔。		
9	您的孩子曾经拿过什么东西给你（们）看吗？		

表2-7　婴幼儿孤独症筛查量表（B）

序号	B部分：观察	是	否
1	在诊室里，孩子与您有目光接触吗？		
2	吸引孩子的注意，然后指向房间对侧的一个有趣的玩具，说："嘿，看，那里有一个（玩具名）"，观察孩子的脸，孩子有没有看你所指的玩具？		
3	吸引孩子的注意，然后给孩子一个玩具小茶杯和茶壶，对孩子说："你能倒一杯茶吗？"观察孩子，看他有无假装倒茶、喝茶等。		
4	问孩子："灯在哪里？"或问："把灯指给我看看。"孩子会用他的食指指灯吗？		
5	孩子会用积木搭塔吗？（如果会，能搭几层？）（积木的数量：＿＿＿）		

结合以上量表的 A 和 B 两部分，5 个关键项目不能通过的为明显高危儿童，包括①有意向性用手指：A7 和 B4；②眼凝视：B2；③玩的意向：A5 和 B3。一般高危儿童为 2 个关键项目不能通过，包括有意向性用手指：A7 和 B4。

三、交流障碍

交流障碍是一类范围比较广泛的神经发育性障碍，包括语言、言语和交流障碍。言语是一种声音的表达，它包括个体发音的清晰度、流利度、声音和共鸣的质量。语言则是在非官方准则下一种交流方式，包括形式、功能和常规信号系统（口语用词、肢体语言、书写语、图片）的应用。交流则包括影响到其他个体行为、思维、态度的任何语言或非语言行为（不管影响是否深刻）。交流障碍分为语言障碍、语音障碍、儿童期言语流畅障碍（口吃）（主要发生于学龄前期和学龄期，这里不做单独介绍）和社交交流障碍。

1. 语言障碍

语言是出于交流的目的，在规则制约的情况下，对传统符号系统（口语单字、手语、书面语单字、图画）的形式、功能和使用。语言应用是学习社会交往和个体心理发育过程中的重要能力。语言表达能力是指声音、姿势或言语信号的生成，而语言感受能力是指接收和理解语言信息的过程。语言障碍的核心特征是由于词汇、句子结构和表达的理解或生成方面的缺陷而导致的语言习得和使用的困难，可以表现在口头交流、书面交流和手语交流中。语言障碍可以表现为语言感受和语言表达两个方面的障碍，但这两个方面的受损程度可以不同。

婴幼儿语言障碍最常见原因是精神发育迟滞。语言发育进程是伴随着正常儿童生长发育的阶段进行的，精神发育迟滞的儿童其语言发育进程相比之下较慢，当环境对儿童语言的要求增加时，语言的问题就更为明显。其次，是听力障碍。听觉是语言感受的一个重要的渠道，当儿童听力受损害后，不管是传导性的，还是感觉性的，都不能正确地察觉声音信号，从而影响其语言功能。再次是环境剥夺。如果儿童生活在缺乏语言刺激的环境中则可造成语言发育迟缓，而当给予这些儿童治疗性干预后，其语言功能则出现明显的改善。

语言障碍患儿的语言发育速度较慢，开口晚，语言发育偏离了正常的发育顺序，语言感受和表达方式通常也会出现问题，主要表现为语言表达问题，有些儿童迟迟不说话，说话不清楚，所说的话他人不能理解；有的患儿说话量明显少于同龄儿童。儿童语言障碍分为两种类型：表达性语言障碍，儿童语言的理解正常，但表达特别困难，是无生理性缺陷所致的发音困难；感受型语言障碍，儿童能听到声音，但不解其意。

2. 语音障碍

语音生成需要语音学知识和协调发音器官（下颌、舌头和嘴唇）的运动与语言所需要的呼吸和说话能力。当语音生成不符合儿童的年龄和发育阶段的预期，且缺陷不是由于躯体、神经系统或听力损害引起的，被称为语音障碍。

（1）儿童语音发育过程。婴儿在第一年的语音发育过程大致有5个阶段。

0~4周。主要为哭或发出各种声音。婴儿最早的声音是出生时的哭，而且哭声有了分化。其次是进食声，当婴儿高兴时会发出类似于元音的声音。

1~4月龄。这时的婴儿会发出咕咕声，这种声音更像元音，同时也有硬腭与舌根部作用发出的辅音"g、k"。

4~6月龄。出现咿呀学语、玩弄发声和各种元音样的声音，而元音样的声音共鸣较好，并产生了音调。此外，婴儿偶尔有声带关闭，发出如同辅音和元音组成的音节"ba"，也有些声音接近辅音如"b、p、d"等，在6月龄末时，随着口腔前部运动的发育，唇音则出现更多了。

6~8月龄。婴儿在这个阶段能发出一连串重复的音节，如"da-da-da-da"，并逐渐从一种音节转变到另一种音节，出现更多的辅音和元音的组合声。

8~12月龄。回声和乱语的阶段，8月龄的婴儿能较快地模仿即刻情景中听到的声音，称为回声。从9月龄后，婴儿出现乱语，即发出一连串有音调的音节声，仿佛真的在说话一样。

1岁以后，语音发育逐渐开始，直到学龄前期基本完成。

（2）儿童语音障碍的病因。造成儿童语音障碍的原因，与造成儿童语言障碍的原因大同小异，不同之处多在于以下几个方面。

1）发音器官受损。由于多种原因造成的发音器官损害或者面部肌肉的损害是导致语音障碍的主要原因。

2）神经系统疾病。脑瘫、严重外伤导致神经损伤等可以导致语音障碍；一些遗传性疾病，例如唐氏综合征、22q缺失综合征和FoxP2基因突变等也会造成语音障碍。

（3）儿童语音障碍临床表现

1）构音异常。说话不清晰，有的儿童是个别发音错误，有的则是很多音错误，以致他人听不懂。常见的构音异常有以下几种。

舌根音化：常常用舌根摩擦音代替舌前位的发音，即以舌根音如"g、k、h"代替大多数语音。例如，把"耳朵"说成"耳郭"，把"草莓"说成"考莓"，把"头发太长"说成"头发盖扛"。

舌前音化：以舌前音"d"代替某些语音，例如，把"乌龟"说成"乌堆"，把"公园"说成"东园"，把"裤子"说成"兔子"等。

不送气音化：汉语中有许多音如"p、k、t、c、s"是送气音。当儿童把送气音用不送气的音替代，即为错误。例如，把"婆婆"说成"跛跛"，把"泡泡"说成"抱抱"。

省略音化：省略语音的某些部分。例如，把"飞机"省略后变"飞一"。把复韵母"ao、iu、ang"等省略或简单化，例如，把"蚊子"说成"无子"，把"汪汪"说成"娃娃"。

2）嗓音问题。嗓音问题可以是功能性的，也可以是器质性的，表现为音调、响度、音质共鸣的异常。这些异常可以单独存在，但常同时存在言语或语言的问题，从而形成复合的沟通障碍。

声音嘶哑可以是持久性的、进行性的表现，特别是伴有喘鸣或可听得见的呼吸音。儿童声带结节常常因为大声说话或不停地说话所致。声带麻痹表现为嗓音柔软或弱的、喘息样的哭声。共鸣异常表现为鼻音过重或过轻，儿童腭裂、黏膜下腭裂、神经功能障碍影响声门关闭造成鼻音过重；而严重上呼吸道感染或鼻炎可造成鼻音过轻。儿童腺样体肥大可出现慢性的无鼻音的发声。

语音障碍症状的出现多发生在发育早期。持续的语音生成困难影响了语音的可理解度或妨碍了信息的口语式交流。语音障碍导致了有效交流能力的局限，干扰了社交参与、学业成绩或职业表现，可单独出现或任意组合出现。

3. 社交交流障碍

社交交流障碍（social communication disorder，SCD）通常发生于发育早期，指在社交活动使用口语和非口语方面的持续困难，导致有效交流、社交参与、社交关系、学业和职业能力的受损。社交交流障碍可以与语言障碍、语音障碍、言语流畅障碍等共病，但不能共病孤独谱系障碍。

（1）发病原因。社交交流障碍的发病一般由遗传、认知异常和神经发育异常三个因素导致。

（2）识别与诊断。社交交流障碍的特征主要为在语用学或语言的社交使用和交流上存在困难，表现为在自然背景中理解和遵循言语和非言语交流的社交规则，根据听众或场景的需要变换语言以及遵循对话和讲故事的规则方面存在缺陷。社交交流缺陷导致有效交流、社交参与、社交关系的发展、学业成绩或职业表现等多方面的功能受限，这些缺陷不能更好地用结构性语言或认知功能等领域的能力低下来解释。

孤独症和社交交流障碍患儿都存在社交技能的缺陷，但是社交交流障碍患儿没有兴趣范围狭窄、刻板行为和感觉异常。

社交交流障碍在社交使用口语和非交流方面存在持续困难，表现为下列症状：以社交为目的的交流缺陷，例如在社交情景下不能以合适的方式进行问候和分享信息；交换交流方式匹配语境或听众需要的能力的损害，例如不能区分在教室中和在操场上讲话不同，与儿童和成人交谈不同；遵循对话和讲故事的规则有困难，例如轮流交谈，被误解时改述，不知道如何使用语言和非语言的信号去调节互动；理解什么是没有明确表述出来的（例如做出推论）和非字面或模棱两可的意思（例如成语、幽默、隐喻）有困难。

社交交流障碍的症状发生于发育早期，但是直到社交交流的需求超过其有限能力时，缺陷可能才会完全表现。

培训项目 ③

0~3岁婴幼儿日常生活
照料和护理基础知识

培训单元1 0~3岁婴幼儿营养与喂养

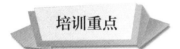

1. 了解婴幼儿生理特点及其营养需要。
2. 熟悉婴幼儿对各种营养素的需求。
3. 掌握婴幼儿膳食特点。
4. 掌握婴幼儿膳食指南。

知识要求

婴幼儿时期是人一生中最重要的时期之一，该时期生长发育迅速，对营养的需求较高。如果喂养不当或营养供给不当，容易发生营养问题，不仅影响生长发育，还会影响今后一生的健康状况。

一、婴幼儿生理特点

婴幼儿的生长发育是其一生中发育最旺盛的阶段。在出生第一年的前4~6个月，其体重从出生时约3 kg增至约6 kg，在1岁时增至9 kg左右，所以发育的速度是很快的。从婴幼儿营养及生理特点来看，这一阶段有如下几个特点。

1. 新生儿需要营养过渡

新生儿开始从子宫内营养过渡到子宫外营养，他们离开母体而独立，但其消化器官仍发育不成熟，所以有人称新生儿为子宫外的胎儿，以表示需要特别的照顾，依赖母亲的喂养。

2. 大脑急剧发育

胎儿在怀孕后期经历大脑急剧发育阶段之后，在出生 5~6 个月到第二年年末，大脑仍在急剧发展，需要营养素的支持。

3. 体内营养素储备较少

婴幼儿体内营养素储备量相对小，适应能力也低。婴儿对母乳以外食物的耐受性较低，也容易发生过敏，而这种不耐受性又往往不易察觉，有时误以为肠道感染，最基本的表现之一是腹泻，而腹泻又会导致营养素的丢失。

4. 消化道尚未发育成熟

婴儿生长非常迅速，需要完全的营养素，但其消化器官正在发育而远未成熟，因此生理需要与身体的消化功能间存在矛盾。同时婴儿唾液腺的分泌机能还较低，咀嚼肌虽然已发育，有利于吮吸，但舌和齿远不能完成口腔消化食物的第一步。胃的容量很小，胃的幽门括约肌比较健全，但贲门却往往不能紧闭。胃液虽然含盐酸、蛋白酶、凝乳酶等，但其分泌距离成人的消化功能还很远。肠道黏膜发育较快，但肠的肌层发育较慢，其神经丛及髓鞘也仍在发育中，肠液分泌及蠕动的调节还未健全。不过，婴儿消化道对母乳的适应性良好。

到幼儿阶段后，上述的发育情况得到改善，乳齿生长和胃容量的加大（300~500 mL），对食物的接受性提高。幼儿在正常条件下的活动加强，体力消耗也大，消化器官逐渐成熟。

二、婴幼儿营养需要

合理的婴幼儿膳食不仅直接影响到婴幼儿正常生长发育，也为婴幼儿成年后的健康打下良好的基础。婴幼儿生长快，代谢旺盛，需要的营养物质比成人多。一个成人所需的营养物质只要维持他的消耗量就够了，而婴幼儿除了日常的消耗量外，还必须在体内有所储存，以供生长发育的需要。对婴幼儿来讲，轻度营养不良就足以使生长发育受到阻碍，所以生长情况常被认为是婴幼儿最好的营养状况评价指标。婴幼儿的营养状况与健康状况是分不开的，要保持身体健康就必须注意膳食营养。

1. 能量的需要

人体的一切活动都需要能量。能量是食物中产热营养素（如脂肪、碳水化合物等）在体内经过氧化后产生的。一般来说，婴幼儿年龄越小代谢越旺盛。为了适应这种高代谢，婴幼儿就必须摄入大量能量。能量的外部来源由营养素供给。1 g 蛋白质提供热能 4 kcal，1 g 碳水化合物提供热能 4 kcal，1 g 脂肪提供热能 9 kcal。可根据年龄、体重及发育速度来估计需要的总能量。婴幼儿能量消耗由以下 5 个方面组成。

（1）基础代谢。婴幼儿期基础代谢所需能量约占总能量的 50%～60%，有研究证实，婴幼儿基础代谢所需的能量占比比成人高。

（2）生长发育所需。婴幼儿处于不断生长发育的过程中，各器官组织的增大、功能的成熟，均需要能量消耗。这部分能量消耗是婴幼儿所特有的，且与生长发育速度成正比，1 岁以内占总能量 25%～30%，以后逐年减少，至青春期又增长。

（3）动作和活动所需。这部分能量是指肌肉活动所需的能量。随着年龄的增长，需要量逐渐增加。好动、多哭和肌肉发达的婴幼儿，需能较大。

（4）食物特殊动力作用。食物特殊动力作用是指在食物消化吸收过程中需要消耗的能量。蛋白质的特殊动力最多，约为摄入蛋白质所含能量的 30%，碳水化合物次之，脂肪最小。婴幼儿此项能量消耗占总能量的 7%～8%。

（5）排泄消耗。部分食物未被吸收随粪便排出，排泄时消耗一部分能量，通常相当于总能量的 10%。

2. 营养素需要

婴幼儿所必需的营养素包括蛋白质、脂肪、碳水化合物、矿物质、维生素、膳食纤维和水 7 种。

（1）蛋白质。蛋白质是构成一切细胞和组织的基本物质，是体液的主要成分，人体各组织和细胞不断更新，需要蛋白质来维持平衡，旧的组织修补需要蛋白质。蛋白质中包括人类赖以生存的各种酶、激素等是催化和调节代谢的重要物质。氨基酸是构成蛋白质的基本单位，是含有氨基和羧基的有机化合物。婴幼儿处在生长发育旺盛时期，必需氨基酸的需要量远高于成人，同时由于婴幼儿体内酶的功能尚不完善，其必需氨基酸的种类也多于成人，即对于成人来说是非必需氨基酸，而对于婴幼儿来说是必需氨基酸，如组氨酸。婴幼儿自身不能合成这些氨基酸，只能从食物中获取。6 月龄的婴儿，必需氨基酸的需要量均比成人大 5～10 倍，并要求各种氨基酸间比例合适。此外，优质蛋白质的摄入量应占蛋白质摄入总量的 50%～60%。

儿童蛋白质的需要量 1 岁以内为 20 g/d，1～2 岁为 25 g/d，3～6 岁为 30～

35 g/d。蛋白质供给不足时，会出现生长迟缓、体重减缓、抵抗力下降等现象。但是摄入过量的蛋白质可能导致婴幼儿出现腹泻、酸中毒、高渗性脱水、发热、血清尿素和氨升高等问题。

（2）脂肪。脂肪是供给身体能量的主要物质，为人体提供必需的脂肪酸，有保暖及保护功能，能够保护内脏组织，不致因受外界震动而受伤。婴幼儿饮食中脂肪供给的能量约占总能量 35%~48%。婴幼儿膳食中的脂肪主要来源于动物油、植物油、蛋黄、肉类、鱼类等，长期缺乏脂肪易导致营养不良、生长迟缓、各种溶质类维生素缺乏。如果摄入过多，可能会引起食欲减退、消化不良和发生酸中毒。

（3）碳水化合物。碳水化合物在人类膳食中占有重要地位，是能量的主要来源，其提供能量占总能量的 50%~65%，有保肝和解毒的作用。碳水化合物缺乏时，身体便动用脂肪和蛋白质作为能量来源。碳水化合物供给充足时，部分碳水化合物转化为糖原储存在肝脏内，剩余碳水化合物转化成脂肪。婴幼儿膳食中如果没有足量碳水化合物，则容易发生酮症。而婴幼儿饮食内过多供给碳水化合物，会刺激肠蠕动引起腹泻，影响蛋白质代谢。因此，蛋白质、脂肪和碳水化合物三者的供给，须有适当的比例才能发挥各自的良好作用。

（4）矿物质。矿物质是调节生理功能活动，维持正常生理机能不可缺少的物质。矿物质主要依靠食物和饮水供给，且在食物中分布很广，一般都能满足机体需要。这里重点介绍以下几种婴幼儿生长发育中重要的矿物质。

1）钙。人体含量最多的一种矿物质，体内的钙 99% 存在于骨骼和牙齿中，1% 存在于体液和软组织中。钙除了构成骨骼、牙齿外，还与神经冲动传递、肌肉收缩、凝血功能、激素的分泌等有关。儿童在生长时期，所需钙量较成人更多，1~3 岁需 600 mg/d，4~6 岁需 800 mg/d。钙的膳食主要来源为乳及乳制品、豆类及其制品、坚果类、绿色蔬菜等。

2）铁。铁是合成血红蛋白的重要原料之一。人体中铁的总量为 4~5 g，约有 72% 存在于血红蛋白中。若铁摄入不足，就会发生缺铁性贫血，影响氧气的运输，影响生长发育。铁的膳食来源主要为动物肝脏、全血、肉等。乳类含铁较少，尤其是牛奶含铁量极低，因此以牛奶喂养的婴幼儿要及时补充含铁丰富的食物。

3）锌。锌在人体内含量极微，但具有非常重要的生理功能，锌在人体内可构成 50 多种酶及胰岛素，促进蛋白质合成和生长发育。锌与婴幼儿的健康关系密切，缺锌时会出现食欲不振、生长停滞、自发性味觉减退、创伤愈合不良、口腔溃疡、反复呼吸道感染等现象。

4）碘。虽机体对碘的需要量极少，但碘对婴幼儿生长发育十分重要，缺碘可导致甲状腺功能低下，智力发育受影响。碘的膳食来源主要为海产品。

5）硒。硒参与机体抗氧化作用，对脂质过氧化有保护作用，并能发挥抗病毒、抗肿瘤及解毒作用。缺硒可发生大骨节病、克山病等。硒的膳食来源主要为动物内脏、肉类、海产品等。

（5）维生素。维生素是维持人体生理功能所必需的营养素。人体对各种维生素的需要量很少，可是大多数维生素在体内不能合成，必须由食物供给。维生素主要包括以下几方面特点。

1）不能在人体内合成或合成不足（维生素 D 除外）。

2）一般天然存在于食物中。

3）人体需要量很少，但绝不能缺少。

4）各种维生素有不同生理代谢功能，大多起调控作用，与酶关系密切，但都不能提供能量，也非人体组织的构成成分。

维生素可分为脂溶性和水溶性两类。脂溶性维生素包括维生素 A、维生素 D、维生素 E、维生素 K 等；水溶性维生素包括维生素 B_1、维生素 B_2、维生素 B_6、维生素 B_{12}、维生素 C、叶酸、泛酸等。

维生素对婴幼儿营养尤其重要，若缺乏会影响生长发育，还会出现某种维生素缺乏症，但也不能过量摄入。

维生素的主要膳食来源，见表 2-8。

表 2-8　维生素的主要膳食来源

维生素 A	肝脏、奶及奶制品、绿叶菜、黄色菜、水果
维生素 D	海鱼、肝脏、蛋黄、奶油
维生素 E	油料种子、植物油
维生素 B_1	谷类、豆类、干果类、动物内脏、瘦肉、禽肉
维生素 B_2	动物内脏、奶、蛋类
维生素 B_6	白色肉类、肝脏、豆类、坚果和蛋黄
维生素 C	蔬菜、水果
叶酸	肝脏、肾脏、蛋类、绿色蔬菜、酵母
烟酸	动物内脏、谷类

（6）膳食纤维。膳食纤维主要有预防胆结石、影响血糖水平、预防结肠癌、帮助排便、防止能量过剩及肥胖等功能。膳食纤维主要来源于植物性食物，如粮谷、蔬菜、水果等。适量摄入膳食纤维对于婴幼儿成长很有帮助，但过量摄入会影响钙、铁、锌等营养素吸收利用。

（7）水。水是人体液的主要组成部分，婴幼儿体内的水分占体重的 70%~75%，相对成人较多。

儿童对水的需要量取决于能量的需要，并与气候条件、饮食质量以及肾脏浓缩功能等有关。儿童年龄越小需水量越大，学龄前儿童建议每日摄水量为 1 300~1 600 mL（包括牛奶和其他食物中的水分）。

三、婴幼儿的膳食特点

婴幼儿膳食应该结合婴幼儿生长发育特点以及肠胃功能尚未完善的特点来确定。下面介绍不同时期婴幼儿膳食的安排及搭配。

1. 新生儿期

由于新生儿才离开母体，胃肠功能非常弱，因此营养的来源主要靠母乳，不必添加任何辅食，母乳已经能够满足新生儿生长的需要且可预防各种感染性与传染性疾病。若无母乳或母亲因病不能喂哺新生儿，应选择婴儿配方奶粉喂养，不宜用全牛奶等喂养。

2. 婴儿期

婴儿随着月龄的增长，逐渐添加除母乳外的食物，从单纯母乳过渡到完全由母乳以外的其他食物营养的过程。从 6 月龄开始应逐渐添加辅食，从添加强化铁的婴儿米粉、肉泥等富铁的泥糊状食物开始，然后逐渐丰富。此阶段辅食添加原则为从少到多，从细到粗，从稀到稠；习惯一种食物后，再添加另一种；在婴儿健康、消化功能正常时添加辅食食品；避免含高盐或辛辣调味品的食品。

3. 幼儿期

幼儿期指 1~3 岁的孩子，此时期膳食应该遵循以下原则：继续给予母乳喂养或其他乳制品，逐渐过渡到食物多样；选择营养丰富、易消化的食物；采用适宜的烹调方式，单独加工制作膳食；在良好环境下规律进餐，重视良好饮食习惯的培养；鼓励幼儿多做户外游戏与活动，合理安排零食，避免过瘦与肥胖；每天足量饮水，少喝含糖高的饮料；定期监测生长发育状况。

四、中国婴幼儿喂养指南

针对我国婴幼儿营养和喂养的需求，以及可能出现的问题，基于目前已有的证据，中国营养学会妇幼营养分会发布了《中国婴幼儿喂养指南（2022）》，为科学喂养婴幼儿提供了依据。

1. 0~6月龄婴儿母乳喂养指南

（1）生后1小时内开奶，坚持新生儿第一口食物是母乳。初乳富含营养和免疫活性物质，有助于婴儿肠道功能的建立。母亲分娩后，应尽早开奶，让婴儿开始反复吸吮乳头获得初乳。婴儿出生后第一口食物应是母乳，这不仅有利于预防婴儿过敏，而且可以减轻新生儿黄疸、体重下降和低血糖的发生。婴儿出生时，体内具有一定的能量储备，可满足至少3天的代谢需求，开奶过程中不用担心新生儿饥饿，可密切关注婴儿体重，生后体重下降只要不超过出生体重的7%，就应坚持纯母乳喂养。婴儿吸吮前不需过分擦拭或消毒乳房。环境温馨、心情愉悦、精神上鼓励、按摩乳腺等辅助因素，有助于顺利成功开奶。母乳喂养应从孕期开始准备。

（2）坚持6月龄内纯母乳喂养。母乳是婴儿最好的食物，纯母乳喂养能满足婴儿6月龄内全部液体、能量和营养素的需要。此外，母乳喂养有利于肠道健康，微生态环境建立和肠道功能成熟，降低感染性疾病和过敏风险的发生。母乳喂养有利于母子情感交流，给婴儿最大的安全感，有利于婴儿心理行为和情感发展，母乳喂养的婴儿最聪明。母乳喂养经济、安全又方便，同时有利于避免母体产后体重滞留，并降低母体患乳腺癌、卵巢癌和2型糖尿病的风险。应坚持纯母乳喂养至婴儿满6月龄。

（3）回应式喂养，建立良好的生活规律。及时识别婴儿饥饿及饱腹信号并尽快做出喂养回应，哭闹是婴儿表达饥饿信号的最晚表现。母乳喂养应顺应婴儿胃肠道成熟和生长发育过程，按需喂养，不要强求喂奶次数和时间，但生后最初阶段一天会在10次以上。随着月龄增加，逐渐减少喂奶次数，形成规律哺喂的良好饮食习惯。婴儿异常哭闹时，排除非饥饿原因，应及时就医。

（4）适当补充维生素D，母乳喂养不需补钙。母乳中维生素D含量低，不能满足婴儿的需要。适宜的阳光照射会促进皮肤中维生素D的合成，由于养育方式的限制，阳光照射可能不是6月龄内婴儿获得维生素D的最方便途径。婴儿出生后数日应该每日补充维生素D 10 μg。纯母乳喂养能满足婴儿骨骼生长对钙的需求，不需额外补钙。母乳中维生素 K 含量低，不能满足婴儿需求，出生后及时补充维生素 K 可有效预防新生儿出血症的发生。

（5）婴儿配方奶是不能进行纯母乳喂养时的无奈选择。由于婴儿患有某些代谢性疾病，乳母患有某些传染性或精神性疾病，乳汁分泌不足或无乳汁分泌等原因，不能用纯母乳喂养婴儿时，建议首选适合于 0～6 月龄婴儿的配方奶喂养，不宜直接用普通液态奶、成人奶粉、蛋白粉、豆奶粉等喂养婴儿。任何婴儿配方奶都不及母乳营养价值高，只能作为母乳喂养失败后无奈的选择，或者 6 月龄后对母乳的补充。6 月龄前放弃母乳而选择配方奶，对婴儿的健康是不利的。

（6）监测体格指标，保持健康生长。身长和体重是反映婴儿喂养和营养状况的直观指标。疾病或喂养不当、营养不足会使婴儿生长缓慢或停滞。6 月龄内婴儿每月测量一次身长、体重和头围，病后恢复期可适当增加测量次数。出生体重正常婴儿的最佳生长模式是基本维持其出生时在群体中的分布水平。婴儿生长有自身规律，过快过慢都不利于婴儿远期健康。婴儿生长存在个体差异，也有阶段性的波动，不要互相攀比生长指标。母乳喂养儿体重增长可能低于配方奶喂养儿，只要处于正常的生长曲线轨迹，就是健康的生长状态。

2. 7～24 月龄婴幼儿喂养指南

（1）继续母乳喂养，满 6 月龄起添加辅食。母乳仍然可以为满 6 月龄（出生180 天）后婴幼儿提供部分能量、优质蛋白质、钙等重要营养素，以及各种免疫保护因子等。继续母乳喂养仍然有助于促进母子间的亲密接触，促进婴幼儿发育。因此，7～24 月龄婴幼儿应继续母乳喂养。不能母乳喂养或母乳不足时，需要以配方奶作为母乳的补充。

婴儿满 6 月龄时，胃肠道等消化器官已相对发育完善，可消化母乳以外的多样化食物。同时，婴儿的口腔运动功能、味觉、嗅觉、触觉等感知觉以及心理、认知和行为能力也已准备好接受新的食物。此时开始添加辅食，不仅能满足婴儿的营养需求，也能满足其心理需求，并促进其感知觉、心理及认知和行为能力的发展。辅食添加过早或过晚都会影响健康。有特殊情况时须在医生的指导下调整辅食添加时间。

（2）从富含铁的泥糊状食物开始，逐步添加达到食物多样。7～12 月龄婴儿所需能量 1/3～1/2 来自辅食，13～24 月龄幼儿 1/2～2/3 的能量来自辅食。婴幼儿来自辅食的铁更高达 99%，因此，婴儿最先添加的辅食应该是富铁的高能量食物，如强化铁的婴儿米粉、肉泥等，在此基础上逐渐引入其他不同种类的食物以提供不同的营养素。辅食添加的原则：每次只添加一种新食物，由少到多、由稀到稠、由细到粗，循序渐进。从一种富铁泥糊状食物开始，如强化铁的婴儿米粉、肉泥等，逐渐增加食物种类，逐渐过渡到半固体或固体食物，如烂面、肉末、碎菜、水果粒等。每引入一种新的食物应适应 2~3 天，密切观察是否出现呕吐、腹泻、皮疹等不良反应，适应一种食物后再添加其他新的食物。不盲目回避易过敏食物，1 岁内适时引入各种食物，并逐渐增加辅食频次和进食量。

（3）辅食不加调味品，尽量减少糖和盐的摄入。婴幼儿辅食应单独制作，保持食物原味，保持淡口味。淡口味食物有利于提高婴幼儿对不同天然食物口味的接受度，减少偏食挑食的风险。淡口味食物也可减少婴幼儿盐和糖的摄入量，降低儿童期及成年期肥胖、糖尿病、高血压、心血管疾病的风险。辅食应含有适量油脂。

强调婴幼儿辅食尽量少加糖、盐及各种调味品，也是为了提醒父母在准备家庭食物时也应保持淡口味，即为适应婴幼儿的需要，也为保护全家人的健康。

（4）提倡回应式喂养，鼓励但不强迫进食。进餐时父母或喂养者与婴幼儿应有充分的交流，识别其饥饱信号，并及时回应。耐心喂养，鼓励进食，但绝不强迫喂养。鼓励并协助婴幼儿自主进食，培养进餐兴趣。在喂养过程中，父母及喂养者还有责任为婴幼儿营造良好的进餐环境，保持进餐环境安静、愉悦，避免电视、玩具分散婴幼儿的注意力。控制每餐时间不超过 20 min。

父母及喂养者有责任为婴幼儿提供多样化且与其发育水平相适应的食物，父母及喂养者也应该是婴幼儿进食的好榜样，遵守必要的进餐礼仪。

（5）注重饮食卫生和进食安全。选择安全、优质、新鲜、无污染的食物和清洁水制作辅食。制作辅食前须先洗手。制作过程始终保持清洁卫生，生熟分开。辅食应煮熟、煮透。制作的辅食应及时食用或妥善保存。不吃剩饭，妥善保存和处理剩余食物。进餐前洗手，保持餐具和进餐环境清洁、安全。

婴幼儿进食时一定要有成人看护，注意进食环境安全，以防发生进食意外。整粒花生、坚果、果冻等食物不适合婴幼儿食用。

（6）定期监测体格指标，追求健康生长。体重、身长、头围等是反映婴幼儿营养状况的直观指标。适度、平稳生长是最佳的生长模式。每 3 个月一次定期监测并评估 7~24 月龄婴幼儿的体格生长指标，有助于判断其营养状况，并可根据体格生长指标的变化，及时调整营养和喂养。对于生长不良、超重肥胖，以及处于疾病期间的婴幼儿应增加监测次数。鼓励婴幼儿爬行、自由活动。父母鼓励婴幼儿早爬行、多爬行、自由活动，对婴幼儿的大脑发育可起到显著的效果，它可促使婴幼儿的大脑对手、足、眼的神经运动调控得以加强，并且启迪、开拓婴幼儿的智力潜能。

培训单元2　0~3岁婴幼儿计划免疫与预防接种

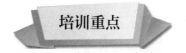

培训重点

1. 了解计划免疫的程序。
2. 掌握预防接种的禁忌证及注意事项。

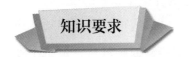

知识要求

一、计划免疫和预防接种

1. 计划免疫和预防接种的概念

计划免疫是指有计划地进行预防接种。

预防接种是把疫苗（用人工培育并经过处理的病菌、病毒等）接种在健康人的身体内，使人在不发病的情况下产生抗体，获得特异性免疫。

2. 免疫规划疫苗儿童免疫程序（见表2-9）

表2-9　免疫规划疫苗儿童免疫程序表

可预防疾病	疫苗种类	接种年龄															
		出生时	1月	2月	3月	4月	5月	6月	8月	9月	18月	2岁	3岁	4岁	5岁	6岁
乙型病毒性肝炎	乙肝疫苗	1	2					3								
结核病	卡介苗	1														
脊髓灰质炎	脊灰灭活疫苗			1	2											
	脊灰减毒活疫苗					3								4		

续表

可预防疾病	疫苗种类	接种年龄														
		出生时	1月	2月	3月	4月	5月	6月	8月	9月	18月	2岁	3岁	4岁	5岁	6岁
百日咳、白喉、破伤风	百白破疫苗				1	2	3				4					
	白破疫苗															5
麻疹、风疹、流行性腮腺炎	麻腮风疫苗								1		2					
流行性乙型脑炎	乙脑减毒活疫苗								1			2				
	乙脑灭活疫苗								1、2				3			4
流行性脑脊髓膜炎	A群流脑多糖疫苗							1		2						
	A群C群流脑多糖疫苗												3			4
甲型病毒性肝炎	甲肝减毒活疫苗										1					
	甲肝灭活疫苗										1	2				

二、预防接种的禁忌证及注意事项

1. 预防接种的禁忌证

（1）有严重心、肝、肾疾病。

（2）神经系统疾病者，如癫痫、脑发育不全（特别不能注射百白破疫苗）。

（3）重度营养不良、严重佝偻病、先天性免疫缺陷者。

（4）有哮喘、荨麻疹等过敏体质者。

（5）罹患各种疫苗说明书中规定的禁忌证者。

2. 预防接种的注意事项

（1）有以下情况者暂缓进行预防接种，情况缓和或痊愈后再行接种。

1）接种部位有严重皮炎、牛皮癣、湿疹及化脓性皮肤病者。

2）接种对象正在患有发热或全身不适的急性疾病，应推迟接种。

3）每天排便次数超过4次者，暂缓服用脊灰疫苗。

4）注射过白蛋白、多价免疫球蛋白后6个星期内不应接种麻疹疫苗。

（2）以往接种疫苗有严重不良反应者不应继续接种。

（3）免疫缺陷、恶性疾病（肿瘤、白血病）及应用放射治疗或抗代谢药物而使免疫功能受到抑制者，不能使用活疫苗。

（4）有癫痫等神经系统疾病的婴幼儿不应接种含有百日咳抗原的疫苗。

（5）预防接种后应在现场留观 30 min，观察疫苗接种后是否有不良反应。

培训单元 3　0~3 岁婴幼儿保健和护理基础知识

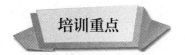

1. 掌握新生儿期保健和护理。
2. 掌握婴儿期保健和护理。
3. 掌握幼儿期保健和护理。

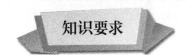

一、新生儿期保健和护理

1. 新生儿期特点

新生儿期指个体出生后第 1 个月（严格讲为 28 天），个体从胎内生活到胎外生活的过渡阶段。新生儿的脑结构已具备成人的脑结构，但重量、容积，特别是脑机能的发展还很不够。出生后头几天，新生儿大部分时间呈睡眠状态。出生两周后，在醒着和舒适的时候，自发的整体性动作开始活跃，并产生明显的条件反射。当新生儿开始直接与外界环境发生关系，便能独立进行一些生理活动，如饮食、防御、抓握、眨眼、吞咽、喷嚏等非条件反射，以保证对外部条件的适应。新生儿期的保育工作，除注重保温、营养、防止感染等身体保护外，还应注意给予适度的环境刺激，以利于生理和心理的发展。

2. 新生儿期特殊生理状态

（1）马牙。新生儿腭中线和齿龈部位有散在黄白色、碎米大小隆起颗粒，称为马牙或板牙，会于数周或数月自行消失，不需挑刮。

（2）螳螂子。新生儿两侧颊部各有一个脂肪垫隆起，俗称"螳螂子"，有助于吮乳，不能挑割。

（3）假月经。女婴在出生后 5～7 天左右，阴道有少量流血，持续 1～3 天自然结束，为假月经，一般不必处理。

（4）粟粒疹。新生儿出生后 1～2 天，因皮脂腺堆积在鼻尖、鼻翼、颜面部形成小米粒大小黄白色皮疹称为新生儿粟粒疹，脱皮后自然消失。

（5）新生儿红斑。新生儿出生后 1～2 天，在头部、躯干及四肢常出现大小不等的多形性斑丘疹，称为"新生儿红斑"，1～2 天后自然消失。

（6）生理性黄疸。足月儿一般在生后第 2～3 天出现黄疸，4～5 天达到高峰，最迟消退时间不超过 2 周；早产儿黄疸多于出生后 3～5 天出现，5～7 天达到高峰，7～9 天逐渐消退，最长消退时间可延迟到 3～4 周。在此期间，新生儿一般情况良好，除有轻微食欲不振外无其他症状。

（7）生理性体重下降。新生儿生后 1 周内往往有体重减轻的现象。这是因为出生后胎粪的排出和丧失水分较多，加上新生儿吸吮能力弱，吃奶少，造成体重暂时性降低，一般 10 天内即可恢复。

3. 新生儿期保健和护理措施

（1）产后开奶。母乳喂养被认为是婴幼儿最佳的喂养方式，产后应尽早开奶。母乳喂养可减少生理性黄疸、生理性体重下降及低血糖的发生，并有利于母体的恢复。

（2）母婴同室。母婴同室有利于促进产妇与新生儿的感情交流，刺激母乳分泌，方便对新生儿的照护。

（3）洗浴衣着。新生儿出生后次日即可洗澡。室温以 22～24 ℃为宜，水温以 36～37 ℃为宜。新生儿体温调节功能不全，容易受外界环境影响，冬季要注意保暖，夏季要注意防暑降温。新生儿的衣着应选择柔软、浅色、吸水性强的纯棉织物。衣服式样宜简单，容易穿脱，宽松而少接缝，不用纽扣、松紧带，以免损伤娇嫩的皮肤。

（4）日常养护。保持居室空气清新，食具定期清洁消毒，避免交叉感染。

（5）脐部护理。脐部要保持清洁干燥，每天消毒，注意保暖，防止污染。脐带残端一般出生后 4～10 天后自然脱落。

二、婴儿期保健和护理

1. 婴儿期特点

（1）生理特点

1）体格生长迅速，需要大量各种营养素满足其生长的需要。

2）消化功能尚未成熟。

3）呼吸道免疫功能差。

4）中枢神经系统不完善。

（2）病理特点

1）易发生消化功能紊乱和营养缺乏性疾病。

2）易发生呼吸道感染性疾病。

3）易发生热性惊厥。

2. 婴儿期保健和护理措施

（1）喂养方法

1）母乳喂养。母乳既能为婴儿提供充足适量的营养，又能避免过度喂养，使婴儿获得最佳的、健康的生长速率，为一生的健康奠定基础。一般情况下，母乳喂养能够满足 6 月龄内婴儿的能量、营养素和水的需要。中国营养学会针对 6 月龄内婴儿喂养需求提出如下 6 条准则。

①母乳是婴儿最理想的食物，坚持 6 月龄内纯母乳喂养。

②生后 1 小时内开奶，重视尽早吸吮。

③回应式喂养，建立良好的生活规律。

④适当补充维生素 D，母乳喂养无需补钙。

⑤一旦有任何动摇母乳喂养的想法和举动，都必须咨询医生或其他专业人员，并由他们帮助做出决定。

⑥定期监测婴儿体格指标，保持健康生长。

2）辅食添加。婴儿满 6 月龄后应继续母乳喂养到 2 岁或以上，从满 6 月龄起逐步引入各种食物，添加肉泥、肝泥、强化铁的婴儿谷粉等富铁的泥糊状食物。每次只引入一种新的食物，逐步达到食物多样化，从泥糊状食物开始，逐渐过渡到固体食物，逐渐增加辅食频次和进食量。婴幼儿辅食应单独制作，保持食物原味，含有适量油脂，尽量少糖、盐及各种调味品。

（2）定期体检。定期监测生长发育状况，及时发现婴儿生长发育过程中的各种问题，做到早发现、早干预。

（3）坚持户外活动。婴儿满月后即可进行户外活动，每日 1~2 次，时间由每次 15 min 逐渐增加，6 月龄时可增加至 2 h，1 岁时可增加至 3 h。经常户外活动可增强体温调节机能及对外界环境变化的适应能力，增强体质，提高抗病能力，促进生长发育。

（4）早期教育。婴儿期是感觉、知觉发育的重要时期，视觉、听觉和分辨能力迅速提高，可以结合生活实践，教育、训练婴儿由近及远认识生活环境，促进感觉、知觉发展，培养他们的观察力。

三、幼儿期保健和护理

1. 幼儿期特点

（1）生理特点

1）社会心理发育迅速，对周围环境好奇、乐于模仿。

2）消化功能尚未成熟。

3）呼吸道免疫功能差。

4）大脑皮层发育不成熟。

（2）病理特点

1）易发生摔伤、烫伤、电击伤、异物吸入、走失等意外。

2）易发生消化功能紊乱和营养缺乏性疾病。

3）易发生呼吸道感染性疾病。

4）易发生热性惊厥。

2. 幼儿期保健和护理措施

（1）饮食调养。训练幼儿正确使用餐具和独立进餐的能力，使其养成良好的饮食及行为习惯，按时、定量进餐，不挑食、不偏食。由于幼儿咀嚼功能较差，脾胃功能较薄弱，食物宜细、软、烂、碎。食物品种和制作方法应多样化，以增进幼儿食欲。以谷类为主食，每日给予 1~2 杯豆浆或牛奶，同时进食鱼、肉、蛋、豆制品、蔬菜、水果等多种食物，荤素搭配，营养均衡。

（2）起居活动。培养幼儿讲卫生、爱清洁，有规律的生活习惯。帮助幼儿学会初步生活自理能力，如独立吃饭，自己穿脱简单衣物等。

培训项目 **4**

0~3岁婴幼儿日常生活教育基础知识

培训单元1　0~3岁婴幼儿动作教育的内容与方法

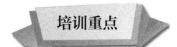

1. 理解婴幼儿动作发展的一般规律。
2. 掌握婴幼儿粗大动作和精细动作指导的主要内容。
3. 理解婴幼儿动作指导的基本原则。
4. 掌握婴幼儿动作指导的主要方法。

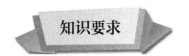

一、婴幼儿动作发展的一般规律

动作是人类的基本能力之一，是个体早期发展中最基本的一个发展领域。婴幼儿动作的发展不仅是生长发育的重要标志，也是适应人类生活、实现身心发展的重要基础，对个体发展和健康成长具有重要意义。

人类在出生后的最初三年，在成人的照护和指导下，从出生时的软弱无助、完全需要依赖成人才能得以生存，到3岁时能独自自由地四处跑动，在身体及动作上获得了飞速地成长与发展。在人类生活的环境中，婴幼儿的动作遵循着一定的发展规律，具有一定的年龄特点，主要体现在以下三个方面。

1. 从无意识到有意识

婴儿刚出生时，动作通常是没有明确目的的，处于自发的、无意识的状态。例如，他们会无意识地蹬腿、抬胳膊。随着神经、运动、感知等方面的发展，他们会逐渐出现一些有目的、有意识的动作。例如，他们会用脚有意识地去蹬脚下触碰到的垫子或成人的手，用手主动地去抓握身边的某个玩具等。

2. 从上到下

婴幼儿的动作最先是从身体的上部开始发展的，而后逐渐发展到身体的下部。例如，他们通常最先开始学会抬头，然后学会翻身和坐，之后才是学会爬行、站立、行走和跑。从上到下这一动作发展的规律，也称作"头尾原则"。

3. 从中央到边缘

婴幼儿的动作最先是从身体的中央部位开始发展的，而后逐渐发展到身体的边缘部位。例如，婴幼儿通常最先开始学会抬头、翻身、坐等动作，然后学会手臂的动作（如伸手够物）和腿部的动作（如站和走），最后才是学会手部的较精细动作（如用笔涂鸦画画）和脚部的精细动作（如用脚趾够物夹物）。这一动作发展的规律，也称作"近远原则"。

二、婴幼儿动作指导的主要内容

1. 婴幼儿粗大动作指导的主要内容

婴幼儿粗大动作的发展是个体生存与发展、适应社会生活的重要条件，也是判断和评估婴幼儿身心发展状况的重要标志。婴幼儿通过粗大动作的活动，不仅能促进骨骼、肌肉等组织的发育，增强心肺系统的机能，增进脑组织的功能，对生长发育产生积极的作用。而且，粗大动作能拓展婴幼儿的活动空间，给他们带来自由、自主、愉快的情绪体验，促进认知、个性、社会性等方面的良好发展。

婴幼儿时期，粗大动作的指导主要包括以下两方面内容，一是身体控制与位移动作，二是操作性动作。

（1）身体控制与位移动作。婴儿出生后的前3个月，需要学习和练习的是抬头动作。婴儿通过抬头动作的练习，可以逐步锻炼颈部和肩部的肌肉力量，发展头部动作的控制能力，为后期学习翻身动作和坐的动作打下基础。

婴儿在学习和练习抬头的过程中，育婴员可以帮助他们学习俯卧和抬胸动作，这能为随后学习翻身动作做好准备。婴儿4月龄左右时，可以在成人的帮助和引导下学习翻身的动作。例如，从俯卧翻成仰卧，或是从仰卧翻成俯卧。当婴儿学会翻身动作后，表明已初步掌握了对躯干动作的控制能力，这是发展坐立和爬行动作的基础。

随着婴儿脊柱的逐渐发育，可以在婴儿6月龄以后，逐渐引导他们学习和练习独自坐立的动作，使他们的腰部、臀部等部位得到一定的锻炼，提高对躯干动作的控制能力。当婴儿经过一段时间的练习以后，能较稳定地保持独自坐立的动作时，其控制身体姿势的能力便有了较大的发展。婴儿能独自坐立后，视野范围便有了很大的扩展，这有利于他们看到更多的周围事物；同时，也使他们的双手获得了解放，为他们触摸和摆弄周围物体、发展手部精细动作创造了良好的条件。

研究表明，爬行活动对于促进婴儿脑功能的发育、动作协调性的发展以及心理的发展具有十分重要的价值。婴儿在掌握翻身、独自坐立动作以后，应引导和鼓励婴儿学习和练习爬行动作。一般来说，婴儿通过爬行动作的练习和体验后，通常能在7~9月龄时表现出较为熟练的爬行动作，上下肢动作变得协调，肌肉力量得到一定的增强，此时，他们的活动空间也随之得到了扩展，自主活动的热情会变得高涨起来，从而使他们有更多的机会去接触和探索周围环境。

学习独自站立和行走动作是婴儿动作学习与发展中的重要内容。婴儿在10~11月龄时，可以通过双手支撑周围环境中的辅助物或在成人的帮助下，逐渐开始学习和练习站立的动作。婴儿通过站立动作的学习和练习，腿部的肌肉力量和耐力会得到一定的增强，同时，平衡能力也能获得初步的发展。这种保持直立姿势稳定的平衡能力在帮助他们随后学习和练习走步动作的过程中，会起到十分重要的作用。婴儿学会独自站立以后，在成人的保护、引导和鼓励下，可以开始学习行走的动作。

婴儿从最初踉踉跄跄、跌跌撞撞、像小鸭子那样学着行走，到能够较平稳、协调、灵活地四处走动，通常需要1年多的时间来学习和练习。独立行走的动作，是人体进行位移的基本方式，也是人类最重要的特征之一。婴幼儿能够独立行走，不仅是粗大动作发展的重要标志，而且也是心理发展中具有里程碑意义的动作。独立行走使得婴幼儿的活动范围得到极大的扩展，他们能接触到更广泛的事物和人，活动的自主性和独立性也随之得到增强，同时，双手的解放使得他们能进行更多的探索和操作，有利于心理能力的发展。

婴幼儿在掌握独立行走动作以后，可以在成人的帮助和引导下，进一步尝试、学习和练习更多的粗大动作，例如，上下小土坡、上下台阶、攀登简单的攀登设备、慢慢跑、钻洞、双脚向前连续跳、双脚向上跳、单脚站立等更多的动作，促进婴幼儿肌肉力量、平衡能力、协调性等基本身体素质的发展。

鉴于爬行动作对婴幼儿身心发展具有十分重要的价值，因而，当婴幼儿学会行走以后，育婴员仍然应该为他们提供进行爬行活动的环境和机会，鼓励他们多做爬行练习，同时，也可以鼓励他们尝试不同的爬行姿势，体验和练习翻越低障碍物、侧身连续翻滚等动作，进一步提高动作的协调性，促进脑功能的发展。

（2）操作性动作。婴幼儿对于物体的操作性动作，既体现在粗大动作上，也体现在手部的精细动作上。这里，我们先来谈谈粗大动作中的操作性动作。

在粗大动作方面，婴幼儿需要学习和练习最多的是上肢部位对物体的操控，这类动作需要手臂、手腕与手部抓握动作的协调配合，如拍打球、滚球、接球、扔沙包、用铲子挖土等动作。此外，婴幼儿还需要学习和练习下肢部位对物体的操控，这类动作需要腿部和脚部动作的协调配合，如踢球、蹬脚踏板等动作。另外，那些需要上下肢配合或全身协调配合的动作，如推车走、拉小车走、搬运玩具盒、骑小三轮车等，也是婴幼儿学习和练习的内容，并深受他们的喜爱。

操作性动作通常需要在眼睛、手臂与手、腿与脚以及身体多个部位共同参与、协调配合才能完成，因此，这类动作充分体现了视觉感知和运动的整合。

婴儿上肢部位的操作性动作是在掌握了自主伸手够物及抓握动作的能力基础上发展起来的。当婴儿能独自坐立、爬行、站立以后，可以引导他们逐步尝试和学习拍打物体、扔球等动作。婴儿在学习和练习行走动作的过程中，还可以给他们提供手推车，使他们借助于手推车的辅助来学习行走动作。

幼儿学会独立行走以后，他们可以腾出手来学习和练习更多的操作性动作。例如，拉着玩具车走、推着玩具车走、搬运身边的玩具或材料等。2岁以后，他们可以学习和练习更加丰富的操作性动作。例如，用小铲子挖土、用水瓢舀水倒水、拍打球、滚球、抛球、接球、投小球入筐、踢球、骑儿童小三轮车等，操控物体的能力越来越强。此外，育婴员还应该鼓励和指导婴幼儿学习玩一些固定的运动设备，如滑滑梯、荡秋千、坐转椅等。通过这些活动，婴幼儿的神经、肌肉等组织会不断发育，身体与动作的协调性会不断增强，操控物体的能力会不断提高，并有助于前庭功能的发展；同时，他们还能体验到操作玩具、材料、物体等带来的操控感和能力感，加深对事物特性的了解，激发愉悦的情绪，促进认知、自信心等方面的发展。

2. 婴幼儿精细动作指导的主要内容

婴幼儿手部精细动作的发展对个体的生存、发展以及适应人类生活具有重要的意义。同时，也反映了神经系统、肌肉组织、感知觉、注意、思维等机体发育与心理发展的状况，因而也是评估婴幼儿神经发育与心理发展的重要指标。婴幼儿通过手部精细动作的活动，不仅能促进感知与运动的整合以及手眼协调能力的发展，增进大脑的功能；而且能为他们学习使用工具以及逐步获得基本的生活自理能力等奠定基础；同时，还能逐渐增进对外界事物的认识以及对自我能力的感知，丰富感知经验，促进认知能力的发展，增强自主性。

婴幼儿时期，精细动作的指导主要包括两方面内容，一是抓握与操作动作，二是生活自理动作。

（1）抓握与操作动作。抓握动作是手部最基本的精细动作。婴儿出生后就有抓握的反射性动作，即抓握反射，他们会反射性地抓住放在手中的物体，这种先天的抓握反射为其发展自主的抓握动作奠定了基础。

育婴员可以将手指或类似手指大小的物体放在婴儿的手掌心，让他们练习抓握的动作。在婴儿出生3个月左右，我们可以在他们的眼睛上方，悬挂一些物件，吸引他们用手去主动够物。随着婴儿神经、肌肉、感知等方面的发展以及通过不断的尝试和练习，婴儿通常能在4月龄左右时，逐步学会主动地伸手并抓住物体的连贯性动作。

当婴儿学会主动伸手够物后，他们用手来主动抓握物体的积极性便逐渐增强，他们会花比较长的时间来练习抓握和摆弄物体，抓握动作的能力也会随之获得不断地发展，从最初使用整个手掌来抓握物体，逐渐发展到学会"对指"（即拇指与其他四肢相对）进行抓握，最后还能学会使用指尖来抓握。

在婴幼儿抓握能力发展的基础上，育婴员可以引导他们尝试和练习操作物体的技巧性动作。例如，用单手摇晃玩具、拍打物体、掀开布块、拉小绳，以及用双手来传递玩具、撕纸、对敲玩具等。

幼儿1岁以后，更是着迷于用手来操作物体，这时可以引导他们尝试和练习用手指摁开关、拧开瓶子盖、把玩具放进盒子里、把玩具从小桶里倒出来、把积木一个一个地垒起来、翻书等动作。婴幼儿通过反复地操作、练习和游戏，他们的手眼协调能力会不断提高。

幼儿2岁以后，可以引导他们学习和练习旋转物体，搭建简单的桥梁或小房子、串珠子、玩拼插玩具、搓橡皮泥、折纸等许多技巧性的动作，也可以引导他们学习和练习用小锤子敲物体、用水瓢舀水和倒水、用笔涂鸦画画、用剪刀剪纸等使用简单工具的动作。幼儿通过尝试、练习和游戏，他们的精细动作会越来越丰富，精细动作的能力会不断提高，并由此获得丰富的感知觉经验，从而有助于认知能力的发展。

（2）生活自理动作。婴幼儿在日常生活中离不开成人的照顾，但是，他们也需要从小发展基本的生活自理能力，例如吃饭、穿脱衣服、如厕、洗漱等。一般来说，生活自理动作需要依靠粗大动作与精细动作的协同配合才能完成，基于自理动作在操作过程中更多要依赖手部小肌肉群的精细操作，故而在此将这类动作归于精细动作之列。

婴幼儿自理动作的学习，需要建立在较成熟的抓握动作基础之上。婴儿通常在 6 月龄以后，手指能弯曲起来包住物体，并且手指部位的力量也有了初步的发展，这时，便可以引导他们尝试和学习自己抱着奶瓶喝奶或喝水。婴儿 10 月龄以后，可以引导他们尝试和学习自己用小勺吃饭的动作。

幼儿 1 岁以后，随着手部抓握能力以及粗大动作的发展，可以在成人的指导和帮助下，逐渐开始学习用水杯喝水、穿脱鞋袜、穿脱衣服、洗手、擦手、擦嘴、坐便盆等自理动作。

婴幼儿在日常生活中通过经常、不断地练习和实践，通常到 3 岁左右时，便能学会许多简单的生活自理动作，这不仅为其生活自理能力的发展奠定了基础，而且也有助于他们自主、自立以及认知能力等方面的发展。

三、婴幼儿动作指导的基本原则

在安排和指导婴幼儿进行粗大动作和精细动作的学习过程中，育婴员应依据婴幼儿在动作学习和发展的特点，把握以下四方面的基本原则，以确保动作指导中的适宜性。

1. 以发育成熟度为基础的原则

影响婴幼儿动作发展的因素很多，其中，机体发育的成熟程度是影响婴幼儿动作发展的重要因素。婴幼儿在动作的发展上虽然存在着一定的环境与个体差异，但是，他们动作的发展是具有其内在规律性的，各类具体动作出现的顺序和时间通常具有一定的可预测性，这种规律性和可预测性是以中枢神经系统、肌肉骨骼组织、感知觉等方面的正常发育与成熟为基础的。

一般而言，婴幼儿生理的发育与心理的发展只有达到一定的成熟程度，才能开始进行相关动作的学习与练习。

例如，婴儿只有当控制手臂和手指肌肉的相关神经纤维髓鞘化，脑部边缘系统等区域逐渐发育成熟，以及视觉与深度知觉有了一定的发展时，才能通过不断地尝试和练习来做出有目的伸手够物的动作。

又如，婴儿只有学会了抬头动作，才能在此基础上学习翻身、坐立的动作，抬头是学习翻身与坐立的能力基础。同样的道理，婴儿只有学会了独自站立的动作，进而才能学习独立行走的动作，站立是学习行走动作的基础。

因此，在安排和指导婴幼儿进行动作学习和练习时，一定要了解婴幼儿动作发展的生理与心理特点，遵循婴幼儿动作发展的规律，坚持以成熟为基础的原则，在适合的月龄段或年龄段，引导婴幼儿进行适宜的动作学习和练习，不可以过早地进行不适当的动作练习，更不能拔苗助长，以免伤及婴幼儿。

2. 安全与卫生的原则

婴幼儿在进行动作学习与练习的过程中，会接触到周围的环境以及环境中的设施设备、物品、玩具、材料以及不同的人群，而环境中或许会存在一些危险或不安全的因素，鉴于婴幼儿身心发展上的局限性，特别需要育婴员关注婴幼儿活动环境中的安全与卫生，坚持防范在先、预防为主，尽可能消除安全隐患。同时，加强对婴幼儿活动过程中的保护、照料以及进行适宜的安全与卫生指导，避免他们受到伤害。

（1）确保活动空间的安全。婴幼儿每天都会在一定的室内空间或户外场所中进行活动，育婴员应确保婴幼儿在活动区域中的安全。

例如，当婴幼儿学习和练习爬行动作或行走动作时，应为他们提供较平坦、开阔、安全的活动空间，把可能会导致碰撞、磕绊的家具或物品移开，把剪刀等危险物品拿走，或者给桌角、电源插座等装上护角、保护罩。还要把可能会被婴幼儿放进口中误尝或误食的小物件、药品、消毒用品等收起来，不让他们接触到。

又如，对于那些能够独立行走、四处跑动的幼儿来说，在户外活动时，一定要把他们带到安全的场所进行活动，并要时刻守在他们的身边加强照护，避免他们被周围的车辆撞到或出现其他的意外伤害事故。

（2）确保活动设施设备、玩具、材料等的安全与卫生。婴幼儿在进行各类动作的学习和练习时，一定会接触到各种相关的设施设备、用具用品、玩具和材料，育婴员一定要确保这些物品的安全性，并要做好必要的清洁与消毒工作，避免误伤婴幼儿或引起疾病。

例如，为婴幼儿提供的手推车、小拉车、儿童小三轮车等，要保证其完好无缺、坚固耐用；为婴幼儿提供的地垫、餐具、用具、玩具、美工活动材料、图画书等要从正规厂家购买，并保证其符合国家制定的安全与卫生标准。如果为婴幼儿提供日用品或日常生活材料进行活动，也应确保其无棱角、无破损、无毒无害。

此外，还要经常检查这些物品的使用情况，若发现出现破损、零部件脱落等情况时，应立即停止使用。

对于婴幼儿经常使用的设备、用具、玩具、材料和图画书等，应做好必要的清洁和消毒，避免引起疾病。例如，应经常擦拭设备的表面，清洗或消毒玩具，对布制图画书进行清洗，对纸质图画书进行翻晒等。

3. 照护与引导并重的原则

婴幼儿活泼好动、喜欢探索、充满好奇，但又缺乏生活经验，身心能力十分有限，因此，在婴幼儿进行粗大动作和精细动作的活动过程中，育婴员应守在他们的身边，做好照护。同时，随着婴幼儿年龄的增长，育婴员还应该对他们的行为和活动进行安全与卫生上的指导。

例如，在婴幼儿学习和练习走步、跑步、上下台阶等动作时，育婴员应在他们身边做好适当保护，避免他们摔倒。在婴幼儿玩滑梯、荡秋千时，育婴员除了要做好适当地保护外，还应该引导他们学习如何安全滑滑梯、荡秋千的基本方法，指导他们学习有秩序的活动，不断提高婴幼儿自我保护的能力。

又如，在婴幼儿使用小铲子挖沙、使用画笔画画涂鸦、使用剪刀进行剪纸等活动时，育婴员应在他们身边注意观察，向他们提出必要的安全与卫生要求，做好引导和指导，避免他们出现扬沙、把笔放进嘴中等不适当的行为，避免误伤自己或他人。

4. 尊重个体差异的原则

婴幼儿在身体、动作以及心理能力的发展上存在着明显的个体差异，因此，在对婴幼儿进行动作指导时应尊重他们的个体差异。

育婴员要清楚地知道，每个婴幼儿都是按照自己的发展速度和特点进行的，有些婴幼儿的动作发展早一些、快一些，而有些婴幼儿的动作发展会晚一些、慢一些；有些婴幼儿的粗大动作发展较好、但精细动作发展较差些，而有些婴幼儿却相反。每个婴幼儿的发展状况都是不同的，这与他们自身的先天素质、发育状况、个体特征、教养环境以及运动经验等方面有一定的关联。育婴员不要做横向比较，以免影响婴幼儿学习和练习的积极性。只要婴幼儿的动作发展是处于正常范围区间的，就不要过于焦虑。

育婴员在为婴幼儿做动作指导前，应观察和分析每个婴幼儿动作发展的水平和特点，制定适合于每个婴幼儿动作发展的指导方案。提供的活动材料与组织的游戏活动，也要充分考虑婴幼儿动作发展和心理能力上的差异性，应积极支持和鼓励每个婴幼儿的动作学习和练习，耐心地帮助他们按照自己的节奏慢慢成长。

四、婴幼儿动作指导的主要方法

适宜的教育与指导，对促进婴幼儿动作的学习与发展具有重要意义。育婴员在指导婴幼儿粗大动作和精细动作时，应针对婴幼儿阶段动作学习与发展的特点，采取适宜的指导方法。在这里，我们主要介绍以下四种方法。

1. 给予具体帮助和指导

婴幼儿在学习新的动作时，育婴员最常用的方法是具体帮助和指导。所谓的具体帮助和指导，顾名思义，就是要手把手地直接进行动作上的协助和支持，有时也会伴随语言上的解释或说明，以促使婴幼儿在直接体验的基础上，表现出相关的动作内容，从而得到一定的动作练习。

抬头、翻身、坐、爬、站立、走、攀登等许多粗大动作，以及摇晃、拉绳、进食、穿脱衣服、盥洗等许多精细动作，都会使用到这种指导方法。

例如，为了帮助1~2月龄的婴儿学习和练习抬头动作，育婴员用一只手托住婴儿头颈的后部，把其竖抱起来，使其做出抬头的动作，并以这样姿势保持一定的时间，直接帮助婴儿学习和练习抬头的动作。待婴儿通过抬头练习，慢慢发展到能依靠自己的颈部力量支撑住较沉重的头时，育婴员才渐渐撤去托在婴儿头颈后部的那一只手。

又如，当婴幼儿对穿脱袜子或穿脱鞋子感兴趣的时候，育婴员可以在旁边给予婴幼儿具体帮助和指导，引导他们用手学习和练习怎样脱袜或穿袜、怎样辨认鞋的前后和上下、怎样将脚放进鞋里并穿上鞋等，同时给予必要的协助。

婴幼儿在学习新的动作时，往往都做得不够到位，这与他们机体发育不够成熟以及认知能力有限有密切关系，婴幼儿需要反复尝试和体验，不断调整自己的动作。这时，育婴员应耐心地进行具体的帮助和指导，不能期望太高，不能操之过急。一般而言，婴幼儿每一个动作从最初的尝试、学习，到该动作逐渐做得较流畅、熟练，通常需要较长的时间进行学习和练习，有的动作甚至需要半年以上的练习才能逐渐掌握。

2. 提供正确的动作示范

婴幼儿在学习一些新的动作时，通常需要育婴员给予一些动作上的示范，引导婴幼儿用眼睛来观察这些动作是怎样操作的，为他们提供动作模仿的样板。这时，育婴员应认真地、慢速地呈现该动作的每一个关键步骤，使婴幼儿能看清楚每个重要环节，在此基础上，育婴员再结合具体帮助和指导的方法，便能较有效地教会婴幼儿学习如何做动作或如何进行操作。我们也可以将此方法称作"跟着我学"。

育婴员在指导婴幼儿学习和练习双脚向前跳、单脚站立、搬运物品、拍打球、滚球、抛球、踢球等许多粗大动作，以及搭积木、拧开瓶盖、用铲子铲土、折纸、用剪刀剪纸等许多精细动作时，通常都会运用到动作示范这样的指导方法。为此，育婴员应首先自己学会和掌握正确的动作内容或操作方法，只有这样，才能给予婴幼儿正确的动作示范和指导。

3. 鼓励自由探索与活动

婴幼儿喜欢根据自己的意愿、自己的能力来活动。自由地探索与活动不仅能使他们身心放松、情绪愉悦、发挥想象，而且，也是他们动作与心智发展的一个重要途径和方法。

当婴儿还只能仰躺在床上的时候，他们就开始了探索与活动的历程。他们会不停地挥舞手臂、蹬腿踢脚，中枢神经对四肢肌肉的控制便由此慢慢发育，腿部的肌肉力量也在悄悄增长。而当婴幼儿能自主地伸手抓握、爬行、独立行走以后，更是喜欢摸摸这、动动那，在这里钻钻，到那里跑跑，不知疲倦，充满了活力。我们也会看到婴幼儿特别喜欢玩沙土，他们会拿着小铲子挖挖这里，按按那里，把沙土放到小桶里，然后再把小桶里的沙土倒出来等，专心地一遍又一遍地摆弄，乐此不疲。他们正是在这种看似没有特别目的性的活动中，不停地尝试和练习着各种动作，锻炼着体能，感知着事物的特征，体验着自己的能力，这是婴幼儿学习与发展的过程。

育婴员应充分认识到婴幼儿自由探索与活动对他们发展的价值。在保证婴幼儿活动环境安全的前提下，育婴员应鼓励他们进行自由地探索与活动，同时，在他们的身边陪伴着，必要时给予适当的照护和支持。

例如，当婴儿学会爬行动作以后，育婴员可以将他们放在一个安全的场所或空间，可以在里面放一个小帐篷、一些小靠垫或适宜的玩具，然后让婴儿自由地进行钻爬和探索。又如，当婴幼儿对画笔感兴趣时，育婴员可以为他们提供一些纸张，鼓励他们进行自由地涂鸦、画画，并在一旁给予欣赏和赞扬。

4. 创造丰富的游戏与活动机会

育婴员依据婴幼儿动作发展的特点和需要，有目的地为他们创设丰富的游戏环境，提供适宜的玩具和材料，与他们一起游戏、一起活动，这不仅能积极地引导婴幼儿进行动作学习和练习，促进他们动作的发展，而且，也能与婴幼儿建立良好的互动关系，使他们在充满关爱和支持的良好环境中，获得身心的健康发展。

例如，育婴员可以为婴幼儿提供厨房玩具，与他们一起玩娃娃家或餐厅的游戏，引导婴幼儿来假扮妈妈做饭、给娃娃喂饭，或是装扮成蛋糕房的师傅，做蛋糕、烤面包等，使婴幼儿在游戏的环境中，学习操作日常用品和常用工具，同时，体验和感受一起游戏带来的快乐。

又如，育婴员可以带领婴幼儿玩球类的游戏：我把球滚给你，你再把球滚给我，玩相互滚球的游戏；我把球高高抛起，你也把球高高抛起，试一试，我们的球能抛多高；我把小黄球投进小筐里，你把小红球投进小筐里，数数看，我们能投进去多少小球等。球类的游戏丰富多样，婴幼儿在花样变化的游戏中不仅能学习和练习多种动作，促进视觉与运动整合及动作协调性的发展，提高操控物体的能力，而且能体验和感知球的多种特性，促进认知及合作能力等方面的发展。

再如，育婴员可以给婴幼儿提供丰富的美工活动材料，如小印章、橡皮泥、油画棒、彩色画笔、颜料、小刷子、小棉签、彩色纸、胶棒、儿童剪刀等，与婴幼儿一起进行探索和操作，鼓励他们用手感知和探索各种材料，引导他们体验涂鸦画画、玩橡皮泥、玩贴纸、折纸、剪纸等多样的艺术活动，使婴幼儿在丰富的美工活动中既能感受到艺术的美、创作带来的惊喜，也能获得精细动作的发展。

培训单元2　0~3岁婴幼儿语言教育的内容与方法

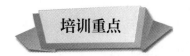

培训重点

1. 理解0~3岁婴幼儿语言教育的主要内容。

2. 掌握 0～3 岁婴幼儿语言教育的主要方法。

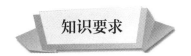

一、0～3岁婴幼儿语言教育的主要内容

0～3岁是婴幼儿语言学习的敏感期，抓住语言教育的黄金时期对婴幼儿进行科学的语言教育，是每一位育婴员必须掌握的知识和技能之一。0～3岁婴幼儿语言教育的内容，主要包含听、说、读三个方面。

1. 0～3岁婴幼儿听话活动

听话活动是婴幼儿获得他人信息、实现与人交流的重要活动，是婴幼儿语言发展的主要表现之一。同时，听话活动也是对婴幼儿进行语言教育的重要活动形式和内容，它主要包含以下几方面内容。

（1）感知声音。给婴幼儿尽量可能多地提供不同类型的声音刺激，丰富婴幼儿的听觉刺激。

1）大自然的各种声音。我们的大自然有着各种丰富的声音，风声、雨声、水声、雷声、树叶的沙沙声、小河的流水声、大海的波涛声、各种虫鸣鸟叫声和各种动物的叫声等。育婴员应擅于利用日常带婴幼儿在户外活动的机会，引导婴幼儿感知这些大自然赋予我们的最美妙的声音。

2）日常生活中的各种声音。我们的社会同样每天都充斥着各种美妙的声音，如各种交通工具的声音、家人切菜的声音、洗东西的声音、走路脚步的声音、关门的声音、翻书的声音、电话铃的声音、钟表"滴答滴答"的声音等。

3）人类发出的声音。这里的声音指的是除说话、唱歌等声音外人类可以发出的其他声音，如咳嗽的声音、打嗝的声音、打喷嚏的声音、打呼噜的声音、哭的声音、笑的声音等。育婴员应在日常生活中强化我们所能发出的各种声音，有意识地引导婴幼儿认识、辨别、模仿这些声音。

4）玩具发出的声音。在日常生活中，我们要为婴幼儿提供能发出各种声音的玩教具，如拨浪鼓、手摇铃、玩具琴等，引导婴幼儿去聆听，如图2-7所示。

5）优美的音乐声。让婴幼儿经常倾听优美的音乐，不但能够训练他们的听觉敏感性，还能够培养他们的音乐能力。

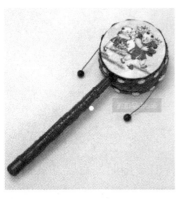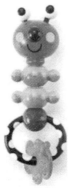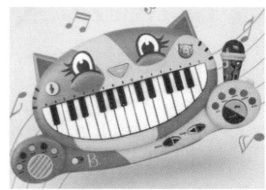

图 2-7　拨浪鼓、手摇铃、电子琴

给婴幼儿选择音乐应注意音乐曲风的多元性，轻柔舒缓的钢琴曲、激情澎湃的摇滚乐、大气恢宏的交响乐等，在合适的时间都可以给婴幼儿进行尝试，让其从小体会音乐所带来的不同感受。

给婴幼儿选择音乐还应注意让他们聆听不同乐器所演奏的音乐，如西洋乐器中的钢琴、萨克斯、小提琴、大提琴、长笛等，中国民族乐器中的古筝、琵琶、木琴、笛子、二胡、葫芦丝等。不同乐器演奏出的音乐会给婴幼儿带来不同的音乐感受。

（2）日常交谈。给予婴幼儿频繁的语音刺激既能培养婴幼儿的语音感知与辨别能力，还可以增加婴幼儿的发音率。育婴员的任务之一便是为婴幼儿提供丰富的语音刺激。

在生活中育婴员应坚持每天和婴幼儿说话。说话时要注意与婴幼儿有视线接触，使用柔和的声音，语音、语调要富有变化，发音清晰、准确。

喂奶的时候，可以跟婴幼儿说："宝宝，我们要开始喝奶了，你看我为你准备了一大瓶奶，我们的奶香香甜甜的，宝宝喝完之后会长得高高的、壮壮的，来，我们大口大口地喝吧。"

换尿布的时候，可以跟婴幼儿说："哎哟，我们的宝宝拉臭臭啦，真的好臭啊！脏脏的！我们现在就来处理干净好吗？来，我们先来擦一擦小屁股，要用湿巾啊，有点凉哦。……好了，擦干净了，下面我们要给宝宝洗一洗我们的屁股喽，洗一洗，宝宝，我们准备的是温水哦，洗一洗好舒服，咱们再来擦一擦吧。洗干净了，我们就可以换上一片干净的纸尿裤了，来我们先把左脚伸进去，再把右脚伸进去，然后我们抬一抬小屁股，好了，纸尿裤提上去了，咱们换好了。现在宝宝又是香香的宝宝了，宝宝今天换尿裤很乖，很配合哦。"

抱着婴幼儿在室内走时，可以跟婴幼儿说："宝宝，这是灯，在晚上天黑的时候我们可以用它来照亮，这样晚上我们就不用害怕黑啦。这是沙发，你用小手摸一摸，是不是摸上去软软的啊，我们可以坐在上面休息一下，很舒服……"

抱着婴幼儿在室外走时，可以跟婴幼儿说："宝宝，我们现在要出去玩啦！哇，今天的天气真好，你看到圆圆的太阳了吗？太阳公公在和我们打招呼呢，你好，你好。宝宝你看，这是大树，我们可以用小手去摸一摸，哎呀，大树是粗糙的，有点扎手手是吗？"

在日常的照料中，做到随时随地与婴幼儿进行交谈，把我们照料时的每一个步骤都尽可能地去跟婴幼儿讲清楚，这样既有助于婴幼儿去理解语言，也有助于婴幼儿对自己一日生活情况的认知。日常生活中的每一个小细节都可以是我们与婴幼儿语言交流的内容。

（3）朗读童谣。童谣基本上没有很明确的范畴和界限，只要是被儿童乐于接受或模仿、而活跃于儿童口耳之间的，都可以将它视为童谣。这里，要求育婴员日常需要掌握的主要是儿歌、手指谣和古诗。能够熟练、正确地朗读（演唱）50首以上儿歌、童谣、古诗是作为一名育婴员应具备的职业技能之一。

童谣贴近生活和自然、内容浅显、篇幅简短、结构划一、富于音韵、朗朗上口、语言生动活泼、富有想象力和情趣，很适合儿童的语言学习。育婴员应在日常生活中可以随时随机地给婴幼儿进行朗读。

【案例 2-2】童谣

小金鱼

小金鱼，穿花衣，
摇尾巴，做游戏。
圆泡泡，吐水里，
一串串，真美丽。

大白鹅

大白鹅，大白鹅，
排着队，到小河。
摇摇头，摆摆尾，
一二三，跳下河。

起床歌

太阳公公眯眯笑，
太阳公公眯眯笑，
自己动手穿衣服，
洗脸刷牙别忘掉。

用餐礼仪

用餐时，不胡闹，
慢慢吃，细细嚼。
不挑食，不说笑，
吃得饱，长得高。

手指谣

包子这么大，（双手握拳中间有一掌的距离平行伸出在体前）

卷子这么长，（双手手心相对中间有一掌的距离伸出于体前）

打开一看里面包着糖，（手腕相靠，手做小云手的动作）

左看看，（左手握拳手心向上，右手五指并拢手心向上，指间对着左拳）

右看看，（右手握拳手心向上，左手五指并拢手心向上，指间对着右拳）

宝宝尝一尝。（最后双手在脸颊两旁做扇风的动作）

2. 0~3岁婴幼儿说话活动

说话练习活动的内容主要是根据婴幼儿说话能力发展的5个阶段的特点而确定的。

（1）发声练习期（0~8月龄）。这个阶段的说话活动主要是积极回应婴儿发出的声音以及鼓励激发婴儿主动发出声音。当婴儿发出声音时，育婴员应重复模仿婴儿发出的声音，用温和的语言，温柔的表情与婴儿积极互动，鼓励婴儿继续发出声音。

（2）学话模仿期（9~12月龄）。这个阶段说话活动的主要内容是对家里亲人的称呼以及常见小动物的叫声等，如"妈妈""爸爸""奶奶""爷爷""喵喵""汪汪""叽叽""嘎嘎""喳喳"。

（3）语言萌芽期（13~18月龄）。这个阶段说话活动的主要内容是对常见物品的命名，对常见动物的命名并模仿叫声，索要或意愿的发声等，一般以单音节词、叠词为主。如幼儿经常会说"抱抱""拿拿""吃""不""狗狗""兔兔"等。

（4）语言爆发期（19~24月龄）。这个阶段说话活动的主要内容是在日常生活中对常见事与物的有关词语的积累，并进行说话的锻炼。到2岁时，一般以双音节词为主。这个阶段开始时，育婴员要通过词组为幼儿示范，如说"老师抱""坐椅子"等，尽可能地给幼儿提供丰富的语言词汇，帮助幼儿来丰富语言。

（5）语言表达期（25~36月龄）。这个阶段说话活动的主要内容是在幼儿掌握了一定量的单音节词和双音节词的前提下，以继续积累词语和锻炼说话为主，除了继续在日常生活中的积累和锻炼，还可以通过看图说话、讲述、早期阅读等形式丰富活动的内容。

3. 0~3岁婴幼儿的早期阅读活动

早期阅读是指0~6岁学前儿童凭借变化的色彩、图像、文字或凭借成人形象地读讲来理解读物的活动过程。

婴幼儿的语言发展包括对多样化语言的适应能力、理解能力和运用能力，而早期阅读习惯的养成有助于婴幼儿更好地去倾听、理解各种语言的样式以及不同的语言风格。这样不仅有利于婴幼儿文学语言的学习，而且还有利于发掘婴儿的记忆的潜能。

（1）0~6月龄。婴儿出生之后，我们可以选择一些背景简化，色彩对比强烈，主要认知物突出、明朗的卡片和图书引导婴儿进行观看，可以用手指一指上面的画面，边指边进行语言讲解，如黑白卡片、彩色卡片、认物卡片等，如图2-8所示。

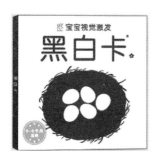 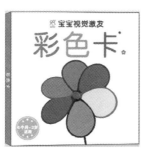 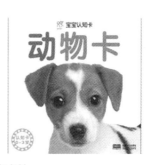

图2-8　黑白卡片、彩色卡片、认物卡片

（2）6~12月龄。这个年龄阶段的婴儿，可以为其提供一些画面简洁、情节简单、重复性强，且内容积极向上的图书。由于这个时期的婴儿正处于口唇期，经常会用嘴咬、用手撕，把书当成玩具或食物，所以为这个阶段的婴儿选择书籍，最好是材质坚硬的纸板书或者是不容易被破坏的布书。

1）纸板书

①异形书，如图2-9所示。

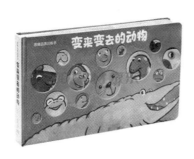 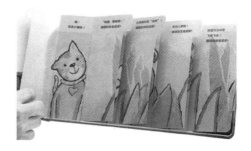

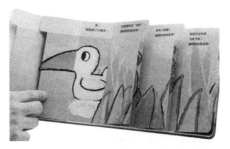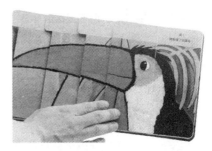

图 2-9　异形书《变来变去的动物》

②洞洞书，如图 2-10 所示。

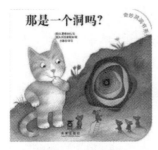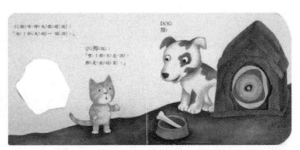

图 2-10　洞洞书《那是一个洞吗？》

③触摸书，如图 2-11 所示。

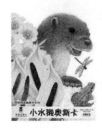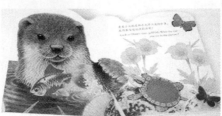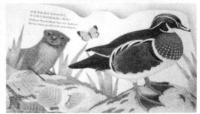

图 2-11　触摸书《小水獭奥斯卡》

④发声书，如图 2-12 所示。

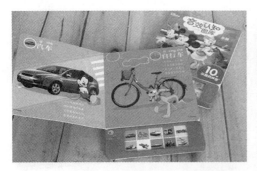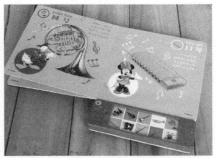

图 2-12　发声书《迪士尼音效认知图库》

2）布书，如图 2-13 所示。

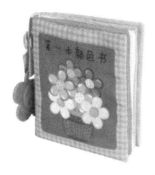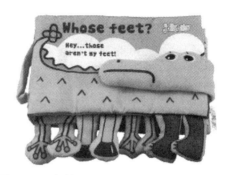

图 2-13　布书

（3）1~2 岁。这个年龄阶段的幼儿已经可以在阅读中理解生活、体验情感了，可以为其提供一些主体鲜明、紧贴生活的图书，如交通工具、动物、食物、生活用品等题材。这一时期的幼儿喜欢反复看一本书或书中的某一页，反复听同一个故事。所以育婴员在和幼儿一起看书时应注意用丰富的面部表情、富有变化的语调、规范标准的发音和丰富准确的用词来与幼儿进行共读。

1）习惯养成系列，如图 2-14 所示。

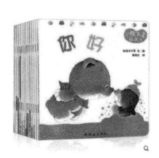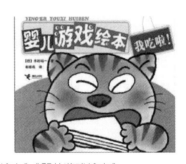

图 2-14　《小熊宝宝绘本》《婴儿游戏绘本》

2）认知主题系列，如图 2-15 所示。

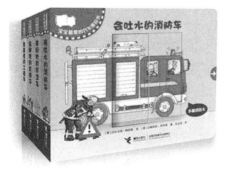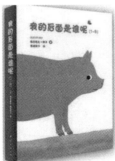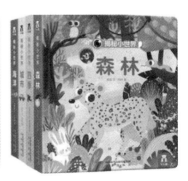

图 2-15　《宝宝最爱的汽车推拉书》《我的后面是谁呢》《揭秘小世界》

3）绘本故事系列，如图2-16所示。

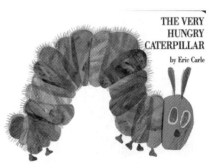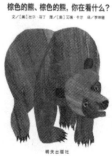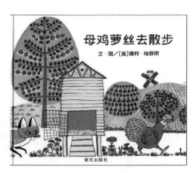

图2-16 《好饿的毛毛虫》《棕色的熊、棕色的熊，你在看什么？》《母鸡萝丝去散步》

（4）2~3岁。这个阶段是幼儿早期阅读的关键期，这一时期育婴员要为幼儿提供题材丰富、内容更深一点的图书。这一阶段的幼儿特别喜欢问问题，他们会在阅读时不停地问问题，如"这是什么？""它为什么这样？""它吃什么呢？""它在干什么？"这时育婴员应耐心地回答，以鼓励、赞赏的态度激发幼儿的求知欲，保护幼儿的好奇心，让他们了解读书能知道许多的知识和有趣的事情。

这个阶段的幼儿会特别关注书中的小细节，因此一本好的图书，其文字与图书所描述的人、事、物要吻合，越多相关图文线索，对幼儿会产生越大的吸引力。可以为幼儿选择像《爷爷一定有办法》这种书中有暗线故事的书籍，也可以选择像《谁藏起来了》《大动物、小动物》这类需要幼儿认真细致观察的图书，如图2-17所示。在阅读的过程中既锻炼了幼儿的观察能力，又可以和幼儿一起谈论，锻炼其语言表达能力。

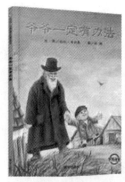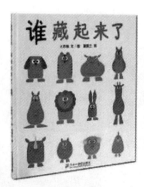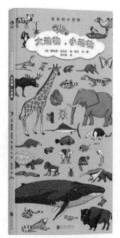

图2-17 《爷爷一定有办法》《谁藏起来了》《大动物，小动物》

这个阶段的幼儿同时也处于情绪情感的"爆发期"阶段，育婴员可以利用阅读，教给幼儿怎样正确地进行情绪管理，怎样养成良好的生活习惯。习惯养成或情绪管理图书，如图 2-18 所示。

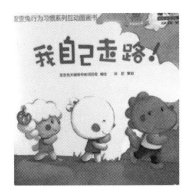 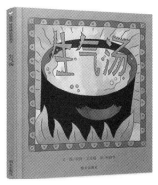 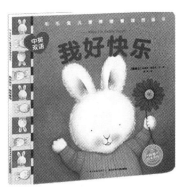

图 2-18 《歪歪兔行为习惯系列》《生气汤》《中国第一套情绪管理图画书》

由于这个阶段的幼儿生活阅历不断丰富，育婴员也可以为其选择情节连贯的故事书、简单易懂的科普书、动手操作的手工书等。各种类型、各种题材的书籍，可以扩大幼儿的知识面，为日后的发展学习打下坚实的基础。

二、0~3 岁婴幼儿语言教育的主要方法

语言教育的方法就是育婴员和家长在语言教育中采取的手段和措施，实质上就是努力为发展婴幼儿的语言创设条件和提供机会，让他们参与各种丰富多彩的活动，支持、鼓励和吸引婴幼儿在与人、物、环境及材料等交互作用的过程中，学习语言、发展语言。在育婴员日常工作中常用的方法有榜样示范法、视听讲做结合法、游戏法和练习法。

1. 榜样示范法

榜样示范法是指育婴员通过自身规范化的语言，为婴幼儿提供语言学习模仿的榜样，让婴幼儿始终在良好的语言环境中自然地模仿学习。育婴员的示范是婴幼儿进行语言模仿的基础。

【案例 2-3】

育婴员敏敏要教 8 月龄的恒恒宝宝认识苹果，她需要选择一个清洗干净的苹果，盘膝坐在地垫上，将宝宝放置在自己正对面的位置，使宝宝能够清晰地看到她的嘴巴，然后拿出苹果，指着苹果，对宝宝大声地发出"苹果"的

音，可以多重复几遍，引导宝宝观察自己的嘴巴，然后将苹果递给宝宝，对宝宝说："这是一个大苹果，你看它是红红的，我们可以来闻一闻……啊，真香，我们一起来摸一摸好吗？""它摸起来是硬硬的、圆圆的。宝宝，这是一个大苹果。"

榜样示范法在具体运用中要注意以下几个问题。

（1）育婴员的示范语言一定要规范准确，做到发音正确、用词得当、语句完整。育婴员的语言是婴幼儿模仿的直接对象，育婴员任何时候都应运用规范语言，这样才能为婴幼儿创设良好的语言环境，成为婴幼儿模仿学习的典范。育婴员要避免使用不规范的网络语言或对婴幼儿有不良影响的流行语。

（2）育婴员的语言示范要清晰、响亮、富于表现力。对于语言教育中新出现的、婴幼儿不易掌握的学习内容，育婴员要反复示范，让婴幼儿有意识地进行模仿学习。育婴员在不同语境中应注意语速的变化，需强调的内容在语气上要加强。育婴员的语言还应富有感情，充满对婴幼儿的爱和体贴。

（3）育婴员要运用激励和表扬的方式引导婴幼儿大胆模仿。育婴员要关注在各种活动中婴幼儿的语言表现，善于发现婴幼儿语言发展的差异，因材施教。要随时鼓励婴幼儿正确的语言行为和习惯，善于运用激励方法引导婴幼儿大胆模仿。婴幼儿说话时出现语言错误，育婴员要遵循容错原则，允许婴幼儿犯错，不用刻意纠正，只需坚持正确示范，避免打击婴幼儿说话的积极性。

2. 视听讲做结合法

"视"是指育婴员提供具体形象的语言材料，让婴幼儿通过视觉充分地感知；"听"是指育婴员用语言描述、示范等，让婴幼儿通过听觉获得信息并加以领会；"讲"是指婴幼儿在感知理解的基础上，进行模仿性表达、表述或交流性对话；"做"是指育婴员给婴幼儿提供一定的想象空间，通过一定的操作活动帮助婴幼儿组织起更加连贯、完整的语言来进行表述。视听讲做结合法的四个方面必须有机地结合，视、听、做都是为讲服务的，在讲的过程中促进婴幼儿语言能力的发展。

【案例2-4】

育婴员把儿歌《小猪吃得饱饱》教给婴幼儿时，可以准备一个小猪的手偶，先让婴幼儿玩一下小猪手偶，给婴幼儿讲一下小猪的样子，再一边说儿歌一边用手偶做动作。

> 小猪吃得饱饱，闭上眼睛睡觉，
>
> 大耳朵在扇扇，小尾巴在摇摇。
>
> 呼噜噜噜，呼噜噜噜，
>
> 呼噜呼噜，呼噜呼噜，小尾巴在摇摇。

鼓励婴幼儿一边听一边尝试做动作，如果婴幼儿愿意跟着一起读，就鼓励婴幼儿大声地进行跟读。

3. 游戏法

游戏法是指育婴员运用有规则的游戏训练婴幼儿正确发音、丰富婴幼儿词汇和学习句式的一种方法。游戏符合婴幼儿的年龄特点，目的在于提高婴幼儿的学习兴趣，集中婴幼儿的注意力，促进婴幼儿各种感官和大脑的积极活动。游戏法是婴幼儿语言教育中常见的活动方式之一。

【案例2-5】

育婴员可以和婴幼儿一起玩手指谣游戏，如"一根手指、一根手指，变变变，变成毛毛虫，爬呀爬；两根手指、两根手指，变变变，变成小兔子，跳跳跳；三根手指、三根手指，变变变，变成小花猫，喵喵喵；四根手指、四根手指，变变变，变成小黄狗，汪汪汪；五根手指、五根手指，变变变，变成大老虎，啊呜。"

一边读手指谣，一边做相应动作，积极运用这些童谣中的小动物和婴幼儿一起互动，在互动的过程中可以利用声音的高低起伏，不同小动物的声音变换来增加游戏的趣味性。

4. 练习法

练习法是指有意识地让婴幼儿多次使用同一个语言因素（如语音、词汇、句子等）或训练婴幼儿某方面的语言技能、技巧的一种方法。通过练习，婴幼儿可以加深理解语言教育中的有关内容，牢固掌握有关的语言知识，熟练运用语言技能。

例如，婴幼儿躺在床上，发出"a-ba-ba-ba"的声音，育婴员需要做出积极的回应，温柔地看着婴幼儿说："a-ba-ba-ba，宝宝你是说 a-ba-ba-ba 吗？宝宝的声音可真好听，我们再来说一次。"

6~12月龄的婴儿，育婴员可以和他一起玩模仿小动物叫声的游戏，玩的时候，育婴员的表情要夸张一些。如"小猫小猫，喵喵喵；小狗小狗，汪汪汪；小牛小牛，哞哞哞；小羊小羊，咩咩咩；小鸟小鸟，喳喳喳……"，鼓励婴幼儿尝试模仿发音。

培训单元3　0~3岁婴幼儿认知教育的内容与方法

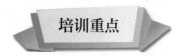

1. 理解婴幼儿认知领域的学习与发展内容。
2. 掌握婴幼儿认知培养的策略。
3. 掌握培养婴幼儿认知的主要策略。
4. 掌握婴幼儿认知发展早教指导课程的设计原则。

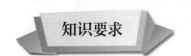

一、认知培养对婴幼儿发展的意义

1. 3岁前早期经验影响大脑的结构

过去我们常常认为，脑是非常稳定，甚至不可改变的，但是加州大学伯克利分校的神经解剖学专家及团队所做的研究改变了我们先前对脑的看法，他们的研究发现脑具有令人震惊的可塑性，脑完全可以在环境刺激下发生细胞变化和形成新的连接，如图2-19所示。丰富的环境使得神经元的树突增多了，成熟的神经联系增多了，细胞体也增大了。富足的神经元意味着脑细胞相互间可以更好地交流，也会存在更多的支持性细胞。在脑接受刺激后的48 h之内，上述变化就会发生。

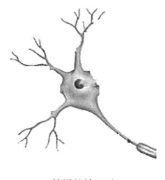
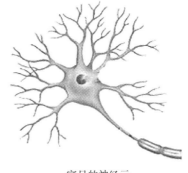

枯竭的神经元　　　　　　　　　　富足的神经元

图 2-19　贫瘠与丰富环境中神经元发育的区别

研究发现，随着早期感觉的发展，一些多余的突触也就删减了，如图 2-20 所示。突触是传送资讯的，为什么会大量死亡呢？其实这就是"去芜存菁，用进废退"的自然法则。突触被删减被保留后逐渐形成了稳定的神经"接线图"，这些"接线图"是个体今后发展的基础。正因为如此，我们必须遵循一个核心的准则：将有用的、积极的环境因素连接进具可塑性的大脑中，危险和无用的因素需从儿童成长环境中剔除。

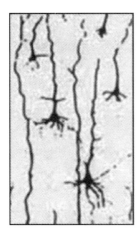
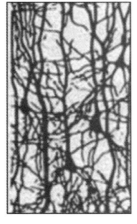
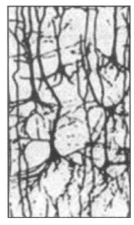

图 2-20　神经联系的变化

2. 3 岁前存在最佳的进行某一类行为建立的敏感期

0 ~ 6 岁是突触激增和削减变化最激烈时期。在大脑皮层神经联系你死我亡的斗争过程中，大脑发展呈现出敏感期现象。在敏感期内某一心理机能的发展对内外条件极为敏感，在此时期某些行为极易迅速获取且更容易得到修正。因此，对育婴员来说，把握婴幼儿自然发展进程中的敏感期以及婴幼儿学习的最佳期限，及时、合理地给婴幼儿以引导、帮助，意义非同小可。

3. 认知能力关系着婴幼儿了解世界的深度与广度

心理学研究发现，婴幼儿虽然以直觉行动思维占优势，各种心理活动的有意性还未充分发展起来，对行为的自我调控能力也很差，但我们也要看到婴幼儿正孕育、形成和发展着更高阶段所具有的认知能力，即婴幼儿具有抽象思维的潜在可能性。

当婴幼儿看到一个东西，我们赋予这个东西以一个概念时，如果没有教育，那么婴幼儿对这个概念内涵与外延的把握会非常局限。比如，婴幼儿说出"床"，并非就意味着他真正理解了床的本质属性——凡是供人睡觉的家具都是床，很可能他心目中指的仅是他睡的那张"床"，没有意识到别人家里不同颜色、不同形状的床也叫床。如果我们教育参与进来，提供多种床的样式给婴幼儿辨认时，婴幼儿的认知可以更快地从具体走向抽象，从片面走向全面。所以婴幼儿认知培养可以增加他们认知的深度和广度，帮助婴幼儿更好地把握世界的本质和规律。

二、婴幼儿认知领域学习与发展的主要内容

认知是人对客观世界的认识活动。人们利用自己的感觉器官首先认识的是客观世界的外观或表面属性，对客观世界本质和规律的认识则需要分析、推理。

分析和推理始于"概念的形成"。概念的基础形式非常简单，我们把事物编成组，列入某种属性相同的类别中，然后给这个类别取一个名字，这个名字就是概念。例如，当婴幼儿看到一把椅子时，成人告诉他这是一把椅子，婴幼儿听到的"椅子"名称和这把椅子的视觉形象连在了一起，看到另一把不同颜色的椅子时再次告诉他"这也是椅子"，婴幼儿又把这把椅子的视觉形象与"椅子"名称联系在了一起。当看到许多颜色、材质、形状不同的椅子视觉形象都和同一个名称"椅子"联系起来后，婴幼儿理解了原来"椅子"是一个"不受各种颜色、材质影响的可以坐的东西"，于是"椅子"概念被婴幼儿所了解。

为了让婴幼儿更好地认识"概念"，需要从感知觉能力、概念掌握能力，以及逻辑思维能力入手。因此本部分将这三者能力的训练列为了婴幼儿认知培养的主要内容，如图 2-21 所示。

三、培养婴幼儿认知的主要策略

由于婴幼儿的认知特点是以直觉行动为主，所以育婴员应引导婴幼儿通过直接感知、亲身体验和实际操作进行学习。育婴员不应对婴幼儿进行灌输和强化训练，婴幼儿认知培养的主要策略包括以下几方面。

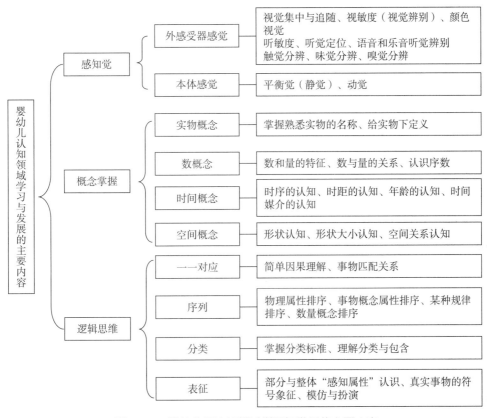

图 2-21　婴幼儿期认知领域学习与发展的主要内容

1. 诱发婴幼儿感知兴趣，教会婴幼儿观察方法，提高感知觉的敏锐度

（1）利用感知觉特性，诱发婴幼儿感知兴趣。在环境心理和个体感知觉的研究中发现，当外界刺激物具有以下属性时容易诱发人的感知兴趣。强度越大的刺激物越容易引人注意，刺激物与周围背景的差异越大越容易引人注意，新奇的刺激越容易引人注意，活动的刺激物比静止的刺激物容易引人注意。由此可见，利用感知觉的特性，通过刺激物的属性诱发婴幼儿感知兴趣，从而培养婴幼儿的观察力。

（2）教会婴幼儿观察的方法，是发展婴幼儿感知觉能力的重要途径。观察的方法直接影响感知的效果，如果婴幼儿掌握有效的观察方法，其感知能力将极大地提高。常用的观察方法主要有以下几种。

1）顺序观察法。即从上至下、从前往后、从左到右、从近到远等有顺序地观察。

2）典型特征观察法。即先观察最明显的特征，再过渡到一般特征。例如，观察蝴蝶时，先观察其翅膀和美丽的颜色，再过渡到观察其他的部分。

3）分解观察。将复杂的物体分成几个部分，逐部分仔细观察，再综合起来了解全貌。

4）比较观察。同时观察两种或两种以上的事物，比较异同。例如，可以通过比较观察了解男孩和女孩的区别。

5）追踪观察。即观察事物的发展与变化过程。例如，观察植物从种子萌芽到生根、长茎叶、开花结果等过程；观察蚕从卵到虫、眠、脱皮、吐丝、结茧、变蛾的过程等。

2. 给予丰富并适宜的感性经验，拓展认知范围，促进概括能力发展

说教不可能使婴幼儿的认知得到发展，丰富的感性经验才是认知发展的前提。育婴员需要注意从以下几个方面去积累婴幼儿的感性经验。

（1）多看多听多体验。俗话说"巧妇难为无米之炊"，大脑只有积累了丰富的感性经验，才能更好地运行。一个成天被家长抱着的孩子，动觉经验一定少；只尝过一个味道食物的孩子，味觉和嗅觉经验一定少；总被厚衣服捂着的孩子，他对温度的感知力一定弱。要提高婴幼儿认知能力，就一定要给婴幼儿多提供直接感知的机会。育婴员让婴幼儿接触环境时，不能仅仅让婴幼儿被动地处在环境中，应鼓励婴幼儿与环境发生直接互动，让婴幼儿亲身去体验环境与操作物品，这样才能更好地发展认知能力。但也要注意，感性经验的量要适可而止，要有所选择，环境中的刺激物不是越多越好。

（2）注意运用多种变式。变式就是指呈现刺激物的各种方式。缺乏"变式呈现"，婴幼儿思维容易被固化，从而缺乏灵活性。比如，在认识数字 3 时，如果成人只用 3 只鸭子的教具去反复强化"3 的概念"，婴幼儿就可能认为只有"3 只鸭子"才叫"3"。事实上，婴幼儿只有知道了"3"不仅指 3 只鸭子，还指 3 只皮球，3 把椅子，小狗的 3 声叫声时，才会将"3"从具体事物中抽象出来，从而理解"3 这个数"的实际意义。再如，让婴幼儿认识三角形时，育婴员如果只提供等边三角形或一边总是被放在水平位置的三角形模式给婴幼儿学习，那么当婴幼儿遇到不等边三角形或被斜放的三角形时就有可能说不出是什么形状。因此，要提高婴幼儿思维的抽象水平，育婴员必须给婴幼儿提供多种变式的学习。

（3）提供真实的经验。对婴幼儿而言，提供真实而自然的环境经验是最恰当的。如果育婴员总把瓶子当作"汽车"与婴幼儿玩"开汽车游戏"，那么婴幼儿对玩的这个瓶子叫"汽车"还是叫"瓶子"就弄不清楚了。如果育婴员做"蛇在地上玩"的游戏时，总把"绳子"称为"蛇"，则婴幼儿可能始终会把绳子当作蛇。

其实，越是真实的环境经验，对婴幼儿越有价值，越容易让婴幼儿建立正确的实物概念。那些假想的、模拟的、幻化的情景应尽量减少，比拟的东西应当随着婴幼儿表征思维的出现才能逐步进入。

（4）鼓励适宜的交往。适宜的交往是婴幼儿"去自我中心"形成所必需的。只有在相互交往中，婴幼儿才有机会了解别人的观点，才能学会协商冲突，逐渐减少"自我中心"倾向。相互交往也可以使婴幼儿的思维变得更为灵活和流畅，因为它给婴幼儿提供了更多观察别人解决问题的机会，同时学会用不同方式来解决同一问题和学会一个方法可以解决多种问题。

（5）给婴幼儿提供感觉统合发展的机会。感觉统合是指大脑和身体相互协调的学习过程，即个体的中枢神经对进入大脑的各种感觉刺激形成有效组合的过程。此概念是由美国加州大学的心理学家爱尔丝博士在1969年提出的。她用感觉统合失调来解释儿童种种问题，并设计了一系列感觉统合训练来矫治感觉统合的失调。所以注重各种感官的协调训练是婴幼儿期不能忽略的教育。

3. 创设"问题情境"，激发婴幼儿思维动力

古人说"不愤不启，不悱不发"，意思是只有在解决各种问题的过程中认知才能得到发展。"问题情境"是激发婴幼儿进行认知的动力。由于婴幼儿本身很羸弱，无法自己创设环境，因此需要育婴员预设问题环境去激发其认知。比如，育婴员可在墙上画上没有尾巴的动物，鼓励婴幼儿将墙脚篮子里的动物尾巴贴在墙上相应的动物身体上，借此让婴幼儿领会整体与部分的关系；育婴员还可以故意提供不完善的环境，通过让婴幼儿自己补足条件或材料来完成游戏（如在娃娃家的小厨房里，故意少放一个炒菜的勺子，让婴幼儿自己想象拿什么东西可以代替勺子），借此提高婴幼儿的想象力。

4. 通过探索与操作游戏，培养婴幼儿独立思考的能力

重视探索与操作在认知训练中的作用，让婴幼儿在动手时动脑，在动手中发现，在动手中询问，在动手中提高。育婴员需要提供大量让婴幼儿亲自操作的机会和丰富的操作材料让婴幼儿在实践中提高认知。比如，在玩绳的活动中，婴幼儿通过"把绳变成三角形或长方形""比较两根绳的长短"等游戏，学习几何图形、计数、数量关系等知识。思维能力只有在婴幼儿操作学具和材料的过程中才能得到充分的发展。

5. 善用语词，提高婴幼儿认知深度

语词是思维的工具，是思维的发动者，又是思维过程的凭借物与物质外壳。

借助词的概括，人脑对事物概括、间接地反映可以上升到更高的水平。例如，有了代表同一类的事物的词"苹果"，婴幼儿才能把各种颜色、形状、大小不同的苹果概括为一个概念"苹果"。借助词的描述，婴幼儿能更准确地捕捉事物间的差异与特征。

如果在婴幼儿观察时育婴员辅以语词指导，则可使婴幼儿思维更加全面与准确。如在婴幼儿观察鸡和鸭时，育婴员问"鸡和鸭的嘴有什么不同？脚有什么不同？叫声有什么不同？活动的地方有什么不同……"，将会使婴幼儿更准确地理解鸡和鸭的区别。因此，育婴员语言表述的正确性，所提问题的有序性，影响着婴幼儿认知水平。

四、婴幼儿认知发展早教指导课程的设计原则

认知能力的培养不能像动物训练一样过于机械和刻板，尤其是婴幼儿的认知能力培养更需结合婴幼儿独特的学习方式和生活环境。研究者们认为，育婴员和家长不仅要设计一个个解决问题的游戏活动来诱发婴幼儿进行认知训练，还需在课程设计时遵循以下原则。

1. 联系生活的原则

现实生活是婴幼儿认知发展的源泉，婴幼儿每天接触的各种事情都会和数、量、形有关，这些都需认知完成。从抽象概念本身看，如果不借助于具体事物，婴幼儿就很难理解。所以育婴员要善于发现日常生活中的契机，利用生活中的原材料和机会挖掘和培养婴幼儿认知能力。

2. 发展认知功能的原则

认知教育不应只是着眼于具体的知识和技能学习，应指向婴幼儿认知功能的发展。掌握具体知识只是低层次认知教育，认知发展的实质在于婴幼儿的认知功能是否发生了改变。其实，一旦具备了必要的逻辑观念，婴幼儿掌握相应的知识就不再是什么困难的事情了。因此，在教育实践中，育婴员要在传授知识和发展认知功能之间做出选择，二者之间是具体利益和普遍利益、眼前利益和长远利益的关系。

3. 知行合一的原则

让婴幼儿操作、摆弄具体实物，并促使其将具体的动作内化于头脑，是发展婴幼儿认知的根本途径。为开展活动所提供的材料、设计的教学方法应能激发婴幼儿的好奇心、求知欲，大多问题需通过婴幼儿自己的探究来解决。在婴幼儿自

选主题、自主解题、自定速度过程中达到开发智能的目的，切忌枯燥地硬灌。

4. 反复尝试原则

因为婴儿认知水平较低，目标不可能通过一次课程就完成，需要反复尝试与探究。内容安排可重复出现，活动难易程度可不断发生变化，呈现螺旋式上升的设计。

5. 关注整体原则

开展活动必须使各发育水平的婴幼儿均有发展。要相信每个婴幼儿都有发展的潜能，作为育婴员要观察了解每个婴幼儿不同的特点和发展水平，鼓励婴幼儿的点滴进步，使其在各自的水平上发展，不要把不同的婴幼儿放在同一水平上相互比较，要用纵向方法比较其自身的进步。我们的教育要使每个婴幼儿都能参与，都有发展。

培训单元4　0~3岁婴幼儿社会性（情感）教育的内容与方法

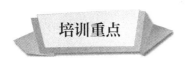

1. 理解婴幼儿自我意识发展的一般规律与影响因素。
2. 理解婴幼儿情绪发展与识别的一般规律与影响因素。
3. 理解婴幼儿交往行为与社会适应行为发展的一般规律与影响因素。
4. 掌握促进婴幼儿自我意识、交往行为发展的方法。
5. 掌握促进婴幼儿情绪情感、社会适应行为发展的方法。

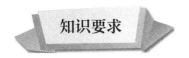

一、婴幼儿社会性（情感）发展与教育

呱呱坠地的小生命带给年轻的父母们许多惊喜。然而，在生命的初始，无论父母如何去逗引小婴儿，婴儿似乎都没能给父母所期望的反应。初生的婴儿是

不合群的，是一个纯粹的自然个体，只要他们的身体需要得到满足，他们对任何人都没有兴趣。大约到了3月龄时，婴儿听到人的声音或笑声时，就会转动小脑袋对其做出反应。他们通过微笑、踢腿、挥舞手臂来表示他们的快乐。这与婴儿最初自发性的微笑有了本质的区别。婴儿的社会性发展就此开始了，并贯穿其一生的发展。所谓社会性发展指的是由于个体参与社会生活、与人交往，在他固有的生物特性基础上形成的那些独特的心理特性，包括信念、价值观和行为方式等，它们使个体能够适应周围的社会环境，正常地与别人交往，接受他人影响，反过来也影响他人，在努力实现自我完善过程中积极地影响和改造周围环境。简单地说，婴幼儿社会性（情感）教育指个体在一定社会环境的影响下，朝着社会要求的方向不断发展并逐渐达到这种要求，以取得社会生活适应性的过程。

社会性发展是每个儿童成为负责任的、有独立行为能力的社会成员的必经途径。它既离不开个体与社会群体、集体、个人的相互作用和相互影响，也离不开个体主动积极地掌握社会经验和社会关系。儿童正是在这个过程中丰富自己的社会经验、形成个性，不但成为具有社会作用的客体，而且成为具有社会作用的主体。

二、婴幼儿社会性（情感）教育的内容

婴幼儿的社会性发展是一个极其复杂的过程，它是每个孩子成为负责任的、有独立行为能力的社会成员的必经途径。从婴幼儿与自我及环境的关系维度出发，可以从三方面来探讨婴幼儿社会性发展的内容：一是婴幼儿与自我关系的维度，包括自我意识、情绪识别；二是婴幼儿与他人关系的维度，如交往行为的出现与发展；三是婴幼儿与环境关系的维度，如生活和环境适应能力的习得。结合婴幼儿生命成长的重要因素，本书选择了以下四个方面的内容作为婴幼儿社会性（情感）发展的主要内容。

1. 自我意识

人们对自我意识的含义，有着各种不同的理解，而最普遍的一种理解为自我意识就是对自己存在的感知，自己认识自己的一切，包括认识自己的生理状况（如身高、体重、形态等）、心理特征（如兴趣、爱好、能力、性格、气质等）以及自己与他人关系（如自己与周围人相处的关系、自己在群体中的位置与作用等）。如一个2岁的幼儿不但能说出自己的名字，知道自己的性别，还能认识周围

的一些人，如医生、收银员等，也能辨别对方是弟弟、妹妹或是哥哥、姐姐等。

（1）自我意识的发展。婴幼儿自我意识的发展顺序表现为自我认识—自我命名—自我评价。一般来说，在出生后的第一年，婴儿自我意识的发展主要集中在自我认识方面，即把自身和物体分开，把自己和他人分开，从而产生了主体我。在1～2岁时，幼儿已开始学会说话，由把自己称呼为"宝宝"，逐渐学会称自己为"我"，这是自我命名的过程，也标志着客体我的产生。2～3岁以后，幼儿开始把自己与他人加以比较，从而产生简单的自我评价，其大致的发展阶段如下。

1）对镜像的感知（3～8月龄）。有研究认为，大约在3月龄时，婴儿已经可以区分出"我"和"他（它）"，这主要体现在婴儿触摸自己身体和接触别人的身体时有不同的感受。当然，这种区分仅仅是一种模糊的感受，不代表产生了自我认识，即认识自我、反省自我的能力。5月龄的婴儿显示出对镜像的兴趣。他们会接近镜像，注视并抚摸它，与之咿呀对话。但是，婴儿的这种行为与他对别的婴儿形象产生的行为反应没有区别，说明婴儿并没有意识到这是自己的映像，也就没有意识到自己与他人的区别，更没意识到自己是一个独立的个体。因此，此时的婴儿还没萌生出自我认识。

2）对自己行动的认识（8～12月龄）。约从9月龄开始，婴儿开始意识到自己的动作和主观感觉的关系，意识到自己的动作和动作产生的结果的关系（试误出现），表现在以自己的动作与镜像动作相匹配。此时的婴儿能区分自己与他人动作的区别。

3）对自己身体活动的认识（12～15月龄）。婴幼儿已能区分由自己做出的活动与他人做出活动的区别，对自己镜像与自己活动之间的联系和关系有了清楚的觉知，说明婴幼儿已会把自己与他人分开。

4）对自己面部特征的认知（15～18月龄）。此时的幼儿对自己的面部特征已经有了比较明确的认知，具体表现在当把鼻子上涂了红点的幼儿放在镜子前面时，他会产生明确地指向红点的行为。由于幼儿能清楚地指出不属于自己面部特征的东西来，所以此时的幼儿已具备区分自己与其他幼儿照片的能力。

5）对"我"的认识（18～24月龄）。幼儿具有用语言标示自己的能力，具体表现为从了解自己名字到使用代名词"我""你"，并且具有用适当的人称代词称呼某个形象的能力。

6）对自己心理活动的认识（24月龄后）。幼儿开始懂得"我想做"和"我应该做"的区别，做错事后知道脸红害羞。自我认识在幼儿1岁半以前已经获得一定程度的发展，在自我意识出现后继续得到发展。两三岁的幼儿开始把自己作为主体来看待。2岁的幼儿在表达自己的想法和愿望时，总要把自己的名字挂在前头，说："宝宝要""宝宝喝水"等。然后，逐渐形成了"自我"这个概念，知道哪些东西是"我的"，表现出对物的占有感。在此基础上，开始形成"我"这个概念。自此，幼儿真正形成了自我意识，开始完全把自己作为认识和行为的主体。

健康、积极的自我意识是促进健康人格形成的重要因素，育婴员和父母应不失时机地培养婴幼儿的自我意识。在婴幼儿时期，积极的自我意识主要包括以下内容：觉得自己是有价值的人，应该受到别人的重视和好评；觉得自己是有能力的人，可以"操纵"周围的世界；觉得自己是独特的人，应该受到别人的尊重与爱护。

（2）影响婴幼儿自我意识发展的因素。婴儿自我意识的发展是以自己与他人和外界环境的相互作用为基础的。诸多的学者都比较支持这一观点。因此，影响婴幼儿自我意识发展的因素也可以从这一观点得到佐证。

1）社会互动支持着婴幼儿自我意识的发展。在社会交往的过程中，婴幼儿通过他人的评价逐渐认识自己，关于自我的概念也不断得到发展。心理学家指出，婴幼儿自我概念形成的过程是通过镜像形成"镜像自我"的过程，即婴幼儿把他人当作一面镜子，通过他人对自己表情、评价和态度等来了解和界定自己，形成相应的自我概念。

在交往的过程中，除了"镜像自我"的影响，婴幼儿对他人的模仿对其自我认识的发展也产生了重要的影响。模仿是自我从他人身上获取某些东西的主要途径。自我的许多方面，如自我能力、自我信念及自己所持行为规范等，受他人的影响较大。研究发现，在婴幼儿刚出生时，就能模仿伸舌头、张嘴和手指运动等动作。这些模仿可以帮助婴幼儿感知自身的动作与他人动作的等价性，可以帮助婴幼儿好的认识自我。当然，对于模仿的动作，婴幼儿在育婴员的指导下有意识地进行反复实践的话，其效果会更好。

2）社会认知水平影响婴幼儿自我意识的发展。决定婴幼儿自我概念发展的另一个条件是儿童社会认知能力发展的水平。在婴幼儿早期，由于认知能力的发展处于具体形象思维阶段，婴幼儿往往把自我、身体与心理混淆起来。这一时期，婴幼儿的自我概念严格局限于身体方面，自我被看作身体的组成部分，通常指头部，也有婴幼儿提及身体的其他部位，甚至整个身体。而观点选择能力是社会认知能力的核心成分，指的是个体在自我认知或社会交往中脱离自我中心的限制，进行思维运算的能力，即个体与交往对象间转换观察问题的角度，在内部与他人的观点进行交流，想象、体验他人的观点，并将自我与他人的观点进行比较，进而采纳他人观点的能力。婴幼儿观点采择能力的发展有利于提高其自我认知的客观化程度。

2. 情绪识别

情绪是人对客观事物的态度体验，是人的需要获得满足与否的反映，它主要表现为喜、怒、哀、乐等形式的内心体验。在生命的早期，婴幼儿体验着很多情绪。他们感受着高兴和喜爱、生气和愤怒、羞愧和自豪等。情绪没有正确或者错误之分，所有的情绪在婴幼儿发展中都有着重要的作用。如在婴幼儿学会说话之前，微笑和哭泣为婴幼儿与成人的交流提供了第一语言。这种交流在人的一生中都起作用，帮助人们用语言和非语言的线索来表达自己的感受和更好地理解他人的感受。育婴员在婴幼儿情绪发展中的重要任务就是帮助他们更好地理解与表达自己的情绪、对他人的情绪更为敏感以及寻求有效的方式去处理他们所体验到的多种情绪。

（1）婴幼儿情绪的发展。在生命最初的三年时光里，个体在心理品质的各个方面都经历了巨大的变化。婴幼儿的情绪生活方面也有了一种特别明显的变化，作为一个不到一个月的新生儿，他们已经表现出虽然有限但有规律的情绪表达，诸如从兴趣和满意到忧伤。在3岁时，幼儿情绪的全部表达已经很精细化了，除了广泛表达如生气、恐惧、悲伤或者高兴的基本情绪，这时的幼儿已经发展出表达如尴尬、自豪、害羞和内疚等复合情绪，其发展情况见表2-10。

表2-10　婴幼儿情绪发展表[①]

年龄	情绪表达	情绪理解
0~6月龄	出现所有的初级情绪 积极情绪受到鼓励因而表现最多 靠吮吸或眼光离开看到的东西而调节情绪	能分辨高兴、生气和悲伤等表情
7~12月龄	生气、害怕和悲伤等初级情绪的表现增多 用摇晃身体，盯着某物发呆，离开不愉快的刺激物等方式进行情绪自我调节	对别人初级情绪的理解有进步 出现社会参照

①彭小娜，许远理，程旭阳.婴儿情绪的发展：从基本情绪到情绪图式［J］.学理论，2011（26）.

续表

年龄	情绪表达	情绪理解
1～3岁	出现次级（自我意识）情感 情绪自我调节继续发展，学步儿能够离开令其烦恼的刺激或试图掌控它们	学步儿开始能说出情绪并伪装出各种情绪 社会参照的应用更广泛
3～6岁	调节情绪的认知策略开始出现并逐渐细化 出现一些掩饰情绪行为和遵从情绪表达规则的行为	分辨和理解初级情绪原因的能力开始出现 根据别人的身体动作理解所表现的情绪 意识到回忆过去的事件可能引发情绪

（2）婴幼儿情绪识别的发展。婴儿最早在什么时候能注意他人的情绪并做出反应呢？让我们很吃惊的事是他们从出生或者出生后不久就能对特定言语信号做出反应。例如，一个婴儿在听到另一个婴儿哭之后会自己也哭起来，这好像是他对另一个婴儿悲伤的回应。3月龄的婴儿不仅能在母亲的面部表情伴随着相应语调时分辨母亲的高兴、悲伤或愤怒情绪，而且能对母亲的快乐表情做出积极回应，并因为母亲的愤怒或悲伤而情绪低落。在7～10月龄期间，婴儿识别和解释情绪表达的能力表现得更明显，在这段时间里，婴儿开始留心父母对不确定情况的情绪反应，并用这些信息调节自己的行为。这种社会参照随着年龄增长越来越常见，并很快从父母扩展到其他人。例如，如果一个陌生人对着一个近1岁的婴儿微笑，婴儿可能会接近陌生人旁边的玩具；但是如果陌生人表现出令人害怕的表情，婴儿就算是再喜欢这个玩具，也会退而远之。也有研究表明，12月龄的婴儿甚至会从电视片段中获取社会参照，他们在看到电视中引起一个成人恐惧反应的物体之后，也会对这一物体做出回避的消极反应。

随着婴幼儿的逐渐成长，他们不仅体验和表现出越来越多样化的情绪，而且在识别他人情绪、恰当地解释自己和他人情绪的原因和功能方面也有很大的提高。如一个2岁的幼儿注意到另一个孩子在哭，眼泪顺着他的脸流下来。他会指着这个哭的幼儿说："老师，瑞瑞哭了，瑞瑞很伤心。"而3岁的幼儿不仅知道瑞瑞很伤心，还能说出瑞瑞为什么伤心，是因为他的玩具被别人拿走了。总之，0～3岁的婴幼儿对情绪的理解还很有限，在幼儿和小学期间的发展才会非常迅速。

在生命的头三年，婴幼儿只是表现出初级的简单情绪，对他人的感受的理解也很简单。但是，我们要认识到，婴幼儿的情绪发展对其早期社会性发展有非常重要的意义。

（3）影响婴幼儿情绪情感发展的因素。婴幼儿的情绪情感发展不是自发进行的，而是在一定的教育环境影响下逐渐地发展起来的，这些影响包括来自家庭、学校和社会等各个方面，其中，家庭中父母通过与婴幼儿的互动影响着婴幼儿自身的情绪发展与调节，并对其今后的发展有着深远影响。

父母与婴幼儿之间是一种血浓于水的关系，他们之间存在着一种天然的依恋。由于这种依恋，父母能敏感地体察到婴幼儿身上一切微妙的变化，而婴幼儿也能从父母关爱的眼神和表情中体会到安全和信任，获得对人生中最早的情感体验。同时，婴幼儿的生活大部分时间都是在中与父母共同度过，在朝夕相处中，父母的一言一行，情绪变化都会给婴幼儿留下很深印象，成为他们的榜样；而父母对婴幼儿教育态度，对婴幼儿各种表现的反馈与回应都会给婴幼儿不同的信号，影响他们对事物的态度和体验，从而影响他们情绪、情感的发展。所以，父母由于其与婴幼儿天然密切的关系，在婴幼儿情感教育的过程中负有不可替代的作用。

婴幼儿情绪调节发展过程中表现出的差异性，很大程度上来自于父母的影响。父母在与婴幼儿的互动中提供生理和情感支持，基于婴幼儿的先天气质和各阶段的发展特点不断地塑造婴幼儿的情绪调节能力和特点。除此之外，父母自身的情绪调节方式会引起婴幼儿模仿，从而潜移默化地影响婴幼儿的情绪调节方式。

3. 交往行为

在婴幼儿心理发展过程中，婴幼儿所接触的各方面的人对婴幼儿的影响至关重要。婴幼儿只有在与人交往、相互影响的过程中，才能逐步发展起心理能力和社会性。而对于0～3岁婴幼儿来说，最经常、主要的接触者就是父母和同伴。他们对婴儿的发展有着重大的影响，是婴幼儿生活和发展的"重要他人"。

（1）亲子交往。亲子交往是指儿童与其主要抚养人（主要是父母）之间的交往。它是儿童期最重要的人际关系，对于儿童的社会性发展具有重要的影响。这种人际关系具有两重性。一方面，从社会学的意义上看，它是人与人之间的平等关系。在这里，儿童和父母一样，都是平等的社会成员，并不是因为一方弱小、一方强大而有所改变。另一方面，从教育学与心理学的角度看，这种关系又是不对等的，是成熟的人和幼稚的人、养育者和被养育者、保护者和被保护者、教育者和被教育者之间的纵向关系。这种人际关系建立在血缘的基础之上，因而彼此之间的交往伴随人的终老，亲子交往是儿童早期社会生活中最主要的社会关系。

1）亲子交往的形式——依恋的发展。依恋是亲子交往过程中婴幼儿与特定对象（主要是指父母）之间形成的一种情感联结。它发生在婴幼儿和经常与之接触、关系最密切的成人之间。虽然刚出生的婴儿就能采用自己独有的方式和别人交流他们的很多情感，但是，当他们开始对养育者形成情感依恋时，他们的社会生活将会发生相当重要的变化。所以，当11月龄的婴儿在面对妈妈时，会把自己最灿烂的笑容送给妈妈；如果妈妈要离开他，他也会把自己声嘶力竭的哭声传递给妈妈。这是婴儿表达依恋的方式，也是亲子交往的最初形式。

英国心理学家鲍尔比曾经强调，亲子依恋是一种互惠关系，亲子双方互相依恋。母亲在宝宝出生前就对其充满了眷恋。母亲会幸福地谈论孩子，会为孩子的出生制订宏伟计划。当孩子在腹中踢腿伸懒腰时，准妈妈表现出了莫大的惊喜。宝宝未曾降临，母亲对其已经产生了一种情感上的联结，而孩子对此则是一无所知。那孩子对母亲的依恋情感是如何产生与发展起来的呢？婴幼儿与养育者形成亲密关系要经历以下四个阶段。①

①非社交性阶段（0~6周）。6周前的婴儿在某种程度上是非社交性的，无论是社会性刺激还是非社会性刺激都能引起他们的愉快反应，很少有什么刺激会引起他们的不满。在这一阶段结束时，婴儿开始对微笑面孔等社会性刺激显示出偏爱。

②未分化的依恋阶段（6周~6月龄）。婴儿喜欢有人陪伴，但在某种程度上是未分化的：他们对人的微笑比对仿真生命，如会说话的娃娃玩具更多，而且不管谁把他们放下，他们都会表示不满。虽然3~6月龄的婴儿只会对着最熟悉的人大笑，而且当熟悉的人照顾他们时，他们能很快地平静下来，但是任何人关注他们，他们都会很高兴。

③特定性依恋阶段（7~9月龄）。此时，婴儿只在一个特定的人（通常是妈妈）离开时才会着急。此时婴儿已经会爬，他们会跟在妈妈身后爬，尽量靠近妈妈，妈妈回来时，他们会寻求妈妈的疼爱。他们也开始警惕陌生人。这一时期，婴儿已经形成真正的依恋。

④多重依恋阶段（9~18月龄）。在依恋初步建立起来的几周后，大约一半婴幼儿开始对其他人产生依恋，其他人包括爸爸、哥哥、姐姐、祖父母、外祖父母或其他平时看护他的人。到18月龄时，只有少数幼儿只依恋一个人，一些幼儿可

---

①戴维·谢弗.社会性与人格发展［M］.陈会昌，译.北京：人民邮电出版社，2012.

能对 5 个或更多的人产生依恋。

婴幼儿与养育者形成的安全依恋有另一种重要结果：它能促进探索行为的发展。依恋对象是婴幼儿探索行为的安全基地，婴幼儿会围绕这个安全基地放心地探索。一旦基地突然离开，婴幼儿也会迅速地寻找。

早期依恋的建立对个体社会性发展可能有长期的影响。许多研究都证明儿童早期的依恋质量可以预测他们在幼儿期、学龄期乃至成人期的行为。安全依恋的婴儿到了幼儿阶段仍然保持积极的心理品质，乐于与人交往、乐于探索、自信，对周围环境有很好的控制感，而不安全依恋的幼儿则较多地发展出退缩、交往能力差、不自信、情绪不稳定等特点。

2）影响亲子依恋的因素

①亲子早期接触。很多研究表明，在婴儿出生后的几个小时内，让母亲与婴儿发生皮肤的接触，能够提高母亲对婴儿的反应性，并能加强母婴之间的情感联系。当然，这种早期接触并不是形成强烈亲子依恋的必要和充分条件。因为稳定的依恋关系不是在几分钟、几小时或几天中形成的，而是在长时间的亲子互动中逐渐形成、发展起来的。同时，父母对将出生的胎儿态度一致并且积极乐观，内心充满喜悦和期待，做好为人父母的心理准备，婴儿出生后更易与父母建立安全的依恋关系。

②婴儿的气质特点。气质指的是相对一贯性的、基本的脾气，对于人类很多行为具有基础和调节作用。刚出生的婴儿就表现出了不同的气质特点，如不同婴儿的睡眠规律、活动水平、哭声大小等都有着不同的表现。他们的情绪性、活动性、对陌生人接近与回避、入园适应新环境的快与慢在众多孩子中呈多样化，这就是气质。对于婴儿气质类型最著名的分类，是由托马斯和切斯提出来的。他们将婴儿气质划分为以下三种类型。

A. 容易型。大多数婴儿属于这一类型，约占托马斯、切斯全体研究对象的40%。这类婴儿的吃、喝、睡等生理机能有规律、节奏明显、容易适应新环境，也容易接受新事物和不熟悉的人。

B. 困难型。这一类型人数较少，约占 10%。他们突出的特点是时常大声哭闹、烦躁易怒、爱发脾气、不易安抚。在饮食、睡眠等生理机能活动方面缺乏规律性，对新食物、新事物、新环境的接受很慢。他们的情绪总是不好，在游戏中也不愉快。

C. 迟缓型。约有 15% 的婴儿属于这一类型。他们活动水平低，行为反应强度很弱，情绪总是消极而不愉快，但也不像困难型婴儿那样总是大声哭闹，而是常常安静地退缩、情绪低落、逃避新事物、新刺激，对外界环境和事物的变化适应慢。

以上气质类型是如何影响亲子依恋的呢？在气质上属于困难型的婴儿通常拒绝生活或活动环境的变化，不愿接受新事物，在陌生情境中显得更为悲痛、忧伤，并且很不容易被母亲抚慰。而一个容易型婴儿则显得非常友好，容易接受陌生环境，也容易接受母亲的抚慰。迟缓型婴儿害羞，对环境变化的接受较为缓慢，在陌生情境中会显得疏远、不依恋。

③父母的教养方式。婴儿出生后总是处于一定的社会抚养环境中，看护者，尤其是母亲的喂养方式及其与婴幼儿相互作用的性质构成了影响婴儿依恋的关键因素。通过研究人们发现，安全型的母亲从一开始就是个高反应型的看护者。母亲乐于接近婴幼儿，对婴幼儿的信号有较高的敏感性，善于表达自己的情感，鼓励婴幼儿探索。婴幼儿在这样一种与母亲的交往中，获得了快乐与安慰，从而形成了安全型依恋。

回避型的母亲在教养上常常显示出对婴幼儿不耐心，或反应性很低，对婴幼儿的消极情感较多，似乎不能从与婴幼儿接触中体会到快乐。在这样一种情境下，婴幼儿可能逐渐习得用回避母亲的方式来应对母亲的照料。

拒绝反抗型的母亲似乎也很爱婴儿，乐于接近婴幼儿，但经常误解婴幼儿的信号，不能与婴幼儿的行为同步。在情感表现上，有时很热情，有时很冷漠。这类型的母亲对婴幼儿的反应不是根据婴幼儿的需要而是根据自己的情绪状态。所以，当婴幼儿需要母亲的安慰和照顾时，却不能确定是否可以依靠母亲，致使婴幼儿"进退两难"，不能与母亲形成安全的依恋关系。

3）发挥玩具的作用。婴幼儿的交往大都是围绕着玩具或物品而发生的，而大多数的同伴冲突往往是因争夺玩具而引起。育婴员可以在旁适当地指导，如让孩子用自己的玩具和别的孩子交换玩耍，或让孩子和别的孩子在一起玩，共同分享。在有条件的情况下，应多带婴幼儿到有大型玩具的场所和同伴们一起玩耍。大的、不可独占的玩具，能减少小伙伴之间的冲突，使婴幼儿学会遵守秩序、等待、谦让、互助等更复杂、积极的交往活动，使婴幼儿的社交能力健康发展。

①亲子体育游戏。父母与婴幼儿相处时，多进行有父母陪同参与的亲子游戏，能使有不安全依恋行为表现的婴幼儿在社交环境中面对人际压力时能够身心放松，感到有所依靠，从而更积极、更自信地进行社交活动。通过游戏，育婴员及父母

能及时从其情绪及行为表现中观察婴幼儿的内心世界，及时给予疏导及引导，有助于改善婴幼儿的不安全依恋行为。

②团体体育游戏。游戏作为婴幼儿探索生活、建立社交的重要媒介，越来越受到研究者的注意，"游戏治疗"也逐渐被应用于儿童心理问题的治疗中。游戏对婴幼儿身心发展、个性和社会性形成发展都有着至关重要的作用。所以在托育过程中育婴员也可以通过团体体育游戏干预，来帮助婴幼儿改善自身存在的不良心理与行为问题。而相关研究表示婴幼儿更喜欢互动性强、集体同步的游戏环节，而那些游戏情节较为单一、目标性不强的游戏则对婴幼儿来说吸引力较小。

（2）同伴交往。同伴交往对儿童的发展有着微妙的影响，它以独特的、重要的方式帮助塑造儿童的个性、社会行为、价值观以及态度。

首先，同伴交往为儿童发展社会能力、获得熟练成功的社交技巧提供了重要的背景。

其次，同伴交往是使儿童获得安全感、归属感和社会支持的重要源泉，有利于情绪的社会化，有利于培养儿童对环境进行积极探索的精神。

最后，同伴交往经验有利于儿童自我概念和人格的发展。正是儿童在与他人的相互作用中，儿童才能根据自己的父母、兄弟姐妹、老师和同伴的交往经验确立他们的自我，从而促进人格健康的发展。

1）婴幼儿同伴交往能力的发展。婴幼儿很早就能够对同伴的出现和行为做出反应：2月龄的婴儿能注视同伴；3~4月龄时，能相互触摸和观望；6月龄时他们能彼此微笑和发出"咿呀"的声音；1岁时，能相互大笑、打手势和模仿。但是半岁前的婴儿对同伴的反应还算不上真正的社会交往，他们极有可能是将同伴当作了可以活动的玩具，如会抓对方的鼻子和头发。到了出生后的下半年，真正的社会性的相互作用才开始出现，但是其发生的形式很简单。到出生后的第二年，幼儿间的互动变得更为频繁和复杂，出现了较多合作和冲突的行为，有了互惠性游戏，如你追我跑、你藏我找等。此时的幼儿愿意和同伴待在一起，通过与同伴的互动，婴幼儿逐渐学会了将自己的行为与同伴的反应结合起来的社交方式。

事实上，婴幼儿期同伴交往的产生与发展是有一定规律的。研究者们发现，婴幼儿的同伴交往可以划分成以下三个阶段。

①单方面的社交行为。婴儿从出生的第一个月起，就显示出对其他婴儿的兴趣。6月龄的婴儿能经常对同伴微笑、发出声音、打手势，为同伴提供玩具，尽管

有时彼此间并不理睬，或者只是短暂的接触，但这都是婴幼儿与同伴进行真正交往的第一步。

②简单交往行为的发生。12～18月龄的婴幼儿对其他婴幼儿的反应开始更加恰当了，出现了带有某些应答特征的交往行为，即一个婴幼儿的交往行为引起另一个婴幼儿的反应。

③互补性交往行为的出现。18月龄后，幼儿同伴间的交往才真正开始，其交往的内容和方式也越来越复杂。幼儿之间会互相模仿，玩追逐游戏等。

2）影响同伴交往能力发展的因素。影响婴幼儿早期同伴交往的因素是多种多样的，教育学专家庞丽娟在论著中认为其中起主要作用的有婴幼儿的亲子交往经验，玩具、物品的数量、特征，同伴之间的相互熟悉性，以及婴幼儿自身的个性、行为特征等。[①]

①客观因素。从客观层面来说，亲子交往方式，玩具、物品及其数量与特征影响着婴儿的同伴交往。

亲子交往经验与婴幼儿同伴交往密切相关。有研究指出，父母不仅仅只是提供情感和身体上的接触，而且还在婴幼儿"自我肯定"概念的发展和社交技能、行为等的习得中起重要作用。比如在最初几个月，婴儿自己无力摆弄物体，但在成人的帮助下，则不能否认这种可能性。正是在这种事件中，婴儿发展了自我肯定，而这种自我肯定，以及身体上的接触，其他社交行为、技能等，是同伴交往的先决条件。另有研究表明，亲子交往系统与同伴交往系统有明显的先后关系，父母对婴幼儿的行为、方式影响着婴幼儿随后对同伴的行为、方式，尤其是其行为的内容和态度，即父母与婴幼儿的交往对同伴交往具有重要的影响、促进作用。

玩具、物品的数量和特征影响着婴幼儿和同伴交往。儿童早期的同伴交往大都是围绕玩具、物品而发生。婴幼儿在玩耍玩具时总会表现一个特征，就是总对同伴的玩具充满兴趣。在争抢玩具的过程中，具有复杂意义的交往就产生了。双方在注意对方的情感、要求、反应的前提下来调整、协调自己的行为，甚至产生妥协，以使交往能顺利进行。在这样一个过程中，婴幼儿的交往能力就得以发展。

玩具、物品的数量和特征也影响着婴幼儿交往的方式。那些体积大，不能独

---

①庞丽娟，李辉.婴儿心理学［M］.杭州：浙江教育出版社，1993.

自玩耍的玩具更有利于婴幼儿之间产生积极的交往。玩具为婴幼儿同伴之间的交往提供了多种形式的交往方式，比如给或拿、模仿、合作、分享或抢夺等。对人微笑、发声或身体上的接触虽然是最初社交行为的表现，但更多的是在婴幼儿交往中将同伴、活动与玩具联系起来中进行，并且同伴之间社交行为的互相模仿、交流，也不断地改变玩具带来的信息，婴幼儿通过摆弄玩具、重新组合玩具，不仅赋予玩具新的含义，也促使产生了更多的合作行为，从而促进婴幼儿社交技能的提高。

②主观因素。从主观层面来说，同伴之间相互熟悉的程度及其婴幼儿自身的个性与行为特征也影响着婴幼儿的交往。

同伴间的熟悉程度影响着婴幼儿的同伴交往。通过日常生活中的观察，人们可以很轻易地发现，在面对不同熟悉程度的同龄伙伴时，婴幼儿倾向于选择更为熟悉的伙伴与之交往。婴幼儿更愿意将自己的玩具、食物给予熟悉的伙伴，而不是不熟悉的伙伴，更愿意跟随熟悉的同伴一起玩耍，甚至会和熟悉的同伴一起排斥不熟悉的同伴，联合起来将其"赶走"。

自身的个性、行为特征影响着婴幼儿与同伴交往。婴幼儿自身的个性、行为特征的不一致导致婴幼儿早在学步时期就表现出了明显的受欢迎、被拒斥或被忽视的区分。受欢迎的婴幼儿更愿意与人交往，而被拒斥的婴幼儿在同一时间内与人交往的次数更少。受欢迎儿童、被拒斥儿童和被忽视儿童的行为特征见表2-11。

表2-11　受欢迎儿童、被拒斥儿童和被忽视儿童的行为特征[①]

受欢迎儿童行为特征	被拒斥儿童行为特征	被忽视儿童行为特征
积极、快乐的性情	许多破坏行为	害羞
外表吸引人	好争论	攻击少 对他人的攻击表现退缩
有许多双向交往	极度活跃	不够活跃
高水平的合作游戏	说话过多	不敢于自我表现
愿意分享	反复试图社会接近	许多单独活动
能坚持交往	合作游戏少，不愿分享	逃避双向交往，花较多的时间和群体在一起
被看作好领导	许多单独活动	
缺乏攻击性	不适当行为	

①张文新.儿童社会性发展［M］.北京：北京师范大学出版社，1999.

4. 社会适应行为的培养

适应行为也叫社会适应性，在社会心理学中叫社会适应行为或社会适应能力，一般也统称为适应行为。孩子的社会适应行为是他们各个年龄阶段相应的心理发展（感知觉、注意、记忆、学习、想象、思维、言语、情感、意志、自我意识等发展）的综合表现。对于0~3岁的婴幼儿而言，其社会适应行为包括的内容主要表现为生活适应行为，如穿衣服时知道配合、会脱袜子、会穿鞋、会扣扣子和解扣子、会穿上衣等；适应外界要求的行为，如适应新环境、解决生活实际中简单问题的能力等。

（1）婴幼儿社会适应行为的发展

1）生活适应能力的发展 [1]

①进食能力的发展。刚出生的婴儿即有吸吮动作，对于吸吮奶嘴而言是先天就具备的能力。通过慢慢地学习，婴幼儿会接受用勺子进食流状的食物，但是一般也是采用吸吮的方法。到5月龄左右，婴儿通过若干次的尝试，就可用杯子直接喝水。当然，从喂养上来说，从奶瓶直接过渡到杯子，对于婴儿而言跨度稍大，可在使用杯子前使用鸭嘴杯过渡。

自己用手喂自己固体食物，如饼干等。最初，婴儿在吸吮奶瓶的时候，小手是不会参与的。但是慢慢地出现了伸手拿奶瓶的动作。可别小看了婴儿伸手够奶瓶的意义。在生理上，这不仅表示他已具有吸吮与双手碰在一起的能力；在心理上，则有助于培养其注意力。当他会伸手扶拿奶瓶时，可以说是正式踏出自我照顾的第一步。此时，如果给婴儿一块饼干，他就会自己伸手来拿并送入口中。

自己拿杯喝水不弄洒。15月龄以前的婴幼儿用杯子喝水，难免会四处洒。但这之后，则具备了自己端着杯子喝水不弄洒的能力。当然，这需要幼儿反复地尝试。如果这样的锻炼机会不常有，那么幼儿到了2岁用杯子喝水也是会洒在衣服和地板上的。

自己用勺子吃饭。早在三四个月的时候，甚至刚出生的婴儿都能接受用勺子喂奶。但是他接受勺子的方式跟奶瓶的区别不大，均是采用吸吮的方法。到了9~10月龄的时候，婴儿才正式开始接受用勺子吃东西，但是仍然需要成人喂。18月龄左右的幼儿才能自己手握勺子吃饭，但不能保证桌面干净。

②穿衣能力的发展。12月龄以前的婴儿，当成人为其穿衣戴帽时，他们基本

---

[1] 文颐. 婴儿心理与教育［M］. 北京：北京师范大学出版社，2011.

上都是被动地接受，稍不如意还会以哭闹抗议。而 12 月龄以后，在成人为其穿衣的时候，他们开始知道予以配合了，如主动抬起手臂等。这个简单的配合实际上就是婴幼儿主动穿衣戴帽的基础。到了 15 月龄左右，他们基本可以完成自己脱帽、戴帽的动作。当然，太软且无形的帽子不容易戴上，且很容易戴得不正。

拉上拉下衣裤的拉链。拉衣链动作的出现需要以手指精细动作能力发展为基础。只有当婴幼儿会用拇指和食指对捏的时候，他才可能捏住拉链进行上下移动。

脱去外衣、穿上不用系鞋带的鞋。在练习穿衣服前，脱是个很重要的动作，当婴幼儿最初能主动脱下帽子时，表示他有主动合作参与的意愿，不再一直处于被动状态。从脱帽子到脱去外衣，是婴幼儿穿衣能力发展的一个阶段，也是一个进步。只有从最初简单的脱才能发展到稍复杂的穿，如穿上不用系鞋带的鞋子。

解开或扣上衣服上的扣子。扣上和解开扣子，这项技能的完成必须以婴幼儿小手精细动作的发展为基础。因此，这项能力需要幼儿到近 36 月龄时才能完成。

③梳洗能力的发展。养成良好的卫生习惯，是需要从小建立的生活规范之一。从吃完东西后能主动擦嘴开始，逐渐养成保持自身清洁的技能，这样的生活技能主要来自婴幼儿对成人的模仿。当模仿行为产生后，婴幼儿就会从最初的简单随意模仿发展到最后的认真努力擦拭干净。

自己梳头、洗脸、洗手能力养成的最大意义在于经过内化后形成习惯，即使不用成人提醒，婴幼儿也知道何时该做什么事，为一生的发展奠定良好的基础，对培养独立感、自信心、责任感等将有很大的帮助。随着婴幼儿认知能力和动作的逐渐发展，在成人有步骤有计划的训练下，他们逐步能很熟练地掌握这些技能。

自己刷牙。在婴儿 6 月龄左右长出第一颗牙齿后，成人应在餐后用温开水和软布为婴儿漱口和洗牙。在幼儿 2 岁半左右乳牙出齐后，开始逐步教其学习刷牙，养成早晚刷牙的习惯。2~3 岁的幼儿喜欢模仿大人的各种活动，这正是让幼儿学习一些基本生活技能的大好时机。教幼儿自己刷牙，要逐步过渡，刚开始可以让他们用牙刷和杯子，模仿成人的动作，使他们对刷牙感兴趣。几周后，他们就可以逐渐掌握上下转动牙刷的动作要领，用清水刷牙。最后，再挤上牙膏，用牙刷从外到里有顺序地刷。

④大小便控制能力的发展。如厕需求的表达有一个发展过程。婴幼儿在括约肌及排泄器官发育成熟后，才能感受到尿意与便意，再加上语言发展成熟，他才能明确用语言表达。而在这之前，当婴幼儿还不会使用语言表达要求时，他们采取自己的方式来告知成人，如有的婴幼儿会发出"嗯、嗯"的声音，有的婴幼儿

会指向厕所表示大小便，而 18 月龄以后，幼儿在白天会控制大小便，排尿前常会告诉成人。18 月龄以后的幼儿不仅能表达自己大小便的要求，也能自己坐在坐便器上完成大小便，在脱、提裤时上需要成人的帮助。15~18 月龄的幼儿通常在裤子尿湿后才会告诉成人。18 月龄以后，幼儿在白天会控制大小便，排尿前常会告诉成人。[①] 据研究发现，约有 75% 的孩子 36 月龄时，夜里不再尿床。此时，他们能在夜里也知道告诉成人自己的大小便要求。

2）环境适应能力的发展。婴幼儿的社会化过程产生并体现多种社会行为。当其面临不同的社会环境时，就会出现多种行为系统。正如鲍尔比所说，婴幼儿有依恋行为系统、交往行为系统、探究行为系统和惧怕—警觉行为系统。而惧怕—警觉行为系统对于婴幼儿而言具有极其重要的适应性价值，保证婴儿在遇到陌生情境、陌生人或潜在危险和威胁情况时产生惊恐、躲避反应。

随着婴幼儿知觉的分化和发展，7~8 月龄的婴儿开始显示出对陌生人产生惧怕—警觉反应，并随着年龄的增长而加剧。幼儿到 1~1.5 岁时，认知和行走能力的发展扩大了他们的社会交往范围，这使得幼儿的惧怕—警觉反应一方面表现得更频繁和明显，另一方面他们的认识、探索兴趣又导致试探性人际交往的出现。因此，对于幼儿而言，惧怕—警觉反应一方面保证着婴幼儿的安全成长，在某一方面又阻碍着对环境适应能力的发展。如 2~3 岁幼儿入园所产生的分离焦虑和陌生人焦虑，惧怕—警觉反应成为幼儿不能迅速适应园所生活的主要因素。当然，随着幼儿自我意识的发展、独立性的萌芽，自我管理服务能力的增加以及与人交往能力的增强，幼儿的环境适应能力会逐渐地增强，这也正是孩子 3 岁时适合上幼儿园的主要原因。

（2）影响婴幼儿适应行为发展的因素

1）亲子关系。0~3 岁是婴幼儿开始适应社会的关键期，他们开始从家庭步入社会，学习如何适应周围的新环境、与身边的成人或同伴相处。儿童社会性的发展首要是从家庭开始的，家庭环境直接影响着婴幼儿发展的质量，这种影响主要通过亲子关系的互动来实现。婴幼儿社会适应行为的发展需要父母的帮助和支持，需要良好和谐的亲子关系做支撑。

如前所述，婴幼儿社会适应性行为包含两个方面：一是适应新环境，二是有生活的自理能力。良好和谐的亲子关系，是婴幼儿社会适应行为发展的重要保障，

①高振敏.走进小儿智能［M］.上海：第二军医大学出版社，2001.

有利于独立自理能力和自我保护能力的培养。

幼儿在 1～3 岁阶段，肢体活动能力逐渐增强，这也是他们自理能力发展的关键阶段。在良好和谐的亲子关系中，父母的信任、支持和鼓励，成为幼儿学习自理的重要基础，有助于幼儿自理能力的发展，也可以为以后孩子入园做好准备。

对 1～3 岁的幼儿来说，发展独立自理能力的同时，自我保护意识和能力的培养也十分重要。在良好和谐的亲子关系中，父母可提供生活自理机会的同时，通过多种亲子互动的方式，让幼儿初步具有安全的意识。

2）婴儿的气质特点。气质决定着个人的行为方式倾向，表现在对各种环境选择或逃避。气质可以调节环境刺激对个人产生的作用，从而决定个体反应性水平的强弱。大家经常说世界上没有一模一样的两个人，每个人的气质也各有特点，具有不同气质特性的个体对社会环境的适应活动也表现出一定的差异。

三、婴幼儿社会性（情感）教育的方法

1. 促进婴幼儿自我意识发展的方法

从婴幼儿成长与生活的环境入手，可以从以下方面来确定如何促进婴幼儿自我意识的发展。

（1）成人积极关注与无条件接纳，认可婴幼儿是一个独立的主体。人本主义心理学家罗杰斯认为孩子首先是需要他人的积极关注，继而需要自己的积极关注，他需要自己对自己的行为持肯定的态度。但是，儿童用以评价自己行为的标准是与亲近的人对儿童报以的积极评价投射到儿童的自我结构中产生的。换言之，育婴员和家长作为婴幼儿最亲近的人，他们与婴幼儿的交往态度、对婴幼儿的评价等，都在一定程度上影响着婴幼儿自我意识的形成。因此，育婴员和家长形成正确的教育观念和评价方式是非常有必要的。

（2）在婴幼儿一日生活中的渗透。在进入生命的第三个月时，婴儿自己的脸对于他有着特殊的吸引力。这是因为，婴儿会逐步发现在镜子中看到的娃娃的脸会随着他自己的运动而发生变化。出于这个原因，有必要在适当的位置放置一块镜子，镜子应当放在距离婴儿的眼睛大约 18 cm 远的地方。如果镜子放置的距离超过了 18 cm，效果就会削弱，因为婴儿与镜中影像的距离是他与镜子距离的两倍，即 36 cm。与距离较近的物体相比，距离超过 36 cm 的物体较难吸引并保持住婴儿的注意力。

在婴儿会俯卧抬头的时候，同样可以在婴儿对面 15～20 cm 远的地方垂直放

置一面镜子。这样，婴儿在趴着的时候，会抬起头，偶尔看一下镜子中的自己。这可以诱使他重复这样的行为，并把头抬得更高，以便看得更清楚。慢慢地，你可以发现他会对着镜子中的自己微笑并发出高兴的声音。婴儿会对镜子中的人物形象产生极大的兴趣，甚至会爬至镜后去与之交流，逐渐在父母的告知与自己的探索下发现镜子里的人物就是自己。为使他确信这一点，可以对他说"你笑他（指镜中的小孩）也笑，你摸鼻子他也摸鼻子"，并让婴儿试试看。这一切，都可以更快地帮助婴儿认识到自己。

在与婴幼儿相处的日常生活中，育婴员可以在与婴幼儿的互动交流中帮助婴幼儿认识自我。如轻轻捏捏婴幼儿的小胳膊小腿，然后柔声说："这是宝宝的小胳膊小腿，我来捏捏你的腿。"同时，可以告诉婴幼儿面部各器官的名称，把名称和具体器官的位置联系起来。如指着宝宝的鼻子说："这是你的鼻子。"指着宝宝的耳朵说："这是你的耳朵。"如果照着镜子进行，效果更好。待婴幼儿基本掌握以后，可以让他在自己脸上、妈妈脸上找出相应的感官，指一指、说一说异同。这样有利于婴幼儿整体形象的认知和建立，还可以发展婴幼儿手口一致的言语表达能力。

（3）开展各种小游戏

1）躲猫猫。这是成人与婴幼儿经常互动的一种形式。这种随时都能进行的游戏适合不同年龄阶段的婴幼儿玩耍，不过要注意变换其中的细节。可以用报纸、杂志、小罐或盘子来做躲猫猫的游戏，将成人的一张脸藏起来，然后问"妈妈在哪儿？""宝宝在哪儿？"待婴幼儿可以爬行时，就可以将自己整个藏起来，呼唤婴幼儿来寻找，并随着婴幼儿的成长，逐渐增加躲藏的难度。

2）找照片。可以同时向婴幼儿展示他的、妈妈的，或别人的不同相片，让他观察、辨认，指出哪是他自己的照片。有条件的还可以向婴幼儿展示其不同年龄的照片，使婴幼儿初步形成一种发展变化的形象观。

3）找不同。让婴幼儿能够正确区分自己和别人形象的异同。在展示相片、照镜子的同时，可以教婴幼儿进行面部特征认知，正确辨认自己的形象和别人形象有什么相同，有什么不同。如脸上都长着眼睛、鼻子、嘴等，都有头发。自己的脸小，是圆形的，白白的，胖胖的，而另一个人的脸则是方方的，大一点等。先从差异明显的，然后是差异小的加以区分。比较男孩和女孩，成人和小孩形象的不同。

诸如此类的小游戏既可以在父母与婴幼儿之间进行，又可以在育婴员的指导下进行。

（4）开展多种活动，促进幼儿自我认识发展。如"我"介绍我和我的家庭；"我的物品"认识自己在幼儿园使用的物品；"我的朋友"认识同伴及一起玩游戏。通过这些活动使幼儿认识自己，对自己与其他人和事物的关系建立初步的概念。

当然还可以开展一系列关于认识自我的主题活动，如"我从哪里来""我的身体""不一样的我""我喜欢我自己""我的优点与缺点"等系列活动。通过这些活动，使2~3岁的幼儿认识到"我"是很独特的，并与他人相比既有相同之处，又有自己独特的与众不同的地方。"我"很能干，"我"能用小手做很多事情，"我"有许多优点，当然也有些缺点，不过经过努力，"我"能改正自己的缺点，做个好孩子。幼儿在认识"我"的同时，也修正了对"我"的认识的偏差，并能尝试设想怎样做一个更好的"我"。

除此之外，也可以从幼儿的名字入手。每个小朋友都有一个很好听的名字，让幼儿学会欣赏自己的名字，了解其独特性，感觉到自己是一个独特的人、与众不同的人。帮助幼儿发现自己的优势，从而在心理上喜欢自己，欣赏自己，了解姓名的意义，在不断明确的认识中形成一个轮廓更为清晰的自我概念。

2. 促进婴幼儿交往行为发展的方法

（1）父母与婴幼儿建立良好的亲子关系。哈罗恒河猴实验表明，婴幼儿与母亲依恋情感的建立并不是因为母亲喂食，而是与母亲亲密的身体接触。在婴幼儿期，抚养者应该为婴幼儿提供积极稳定的情感支持，关注婴幼儿的情绪和需求，并给予积极的回应。

在教养婴幼儿的过程中，父母要采取正确的教养方式，即父母对待婴幼儿的态度是积极肯定的，能够热情地对婴幼儿的要求、愿望和行为进行回应，尊重婴幼儿的意见和观点，对婴幼儿提出明确的要求并能坚定地实施规则，对婴幼儿的不良行为表示不满，对其良好的行为表示支持与鼓励，鼓励婴幼儿的独立和探索的行为。

（2）帮助婴幼儿摆脱自我中心思维。自我中心是儿童早期自我意识发展的一个必然阶段，是人类从幼年走向成熟的一个自然必经阶段。孩子约在2~3岁时自我意识发展到自我中心阶段。该阶段幼儿一个比较明显的特点，就是随着自我意识的发展不再如以往那般"听话"，显得比较"独立"，喜欢说"不"。一方面，这是儿童心理发展的表现；另一方面，如果任由幼儿继续如此发展，自我中心思维就会给幼儿对自己、对他人的认识带来负面影响，从而影响幼儿与他人的友好关系。如果自我倾向过于严重或到了四五岁，甚至六七岁以至于成年还停滞在自我中心阶段，这就成了问题。日常生活中所说的某某孩子以自我为中心即指此，这是高级心理机能发展不充分的结果。这类儿童往往把注意力过分集中在自己的需求和利益上，不能采纳不同意见。对于与他认识不一致的信息，绝不能接受。因为他不懂得除了自己的观点以外，还可以有别人的观点；他认为别人的心理活动和自己的完全一样。① 因此，育婴员应经常有意识地让幼儿把好吃的东西、好玩的玩具拿出来与大家一起分享，体验到共同分享的快乐；引导幼儿思考他人的想法与感受，并在日常生活中加以渗透。

（3）发展婴幼儿的语言能力。以语言发展为突破口，提高婴幼儿对社会交往的认识。通过讲故事、看图说话、情景表演、游戏及日常生活每个环节的教育让婴幼儿学会运用正确的语言表达、描述某一情境，从而促进婴幼儿与同伴间的交往，减少交往中的障碍与冲突，更好地培养婴幼儿良好的交往行为。教会婴幼儿见到同伴时该怎样问好，与小伙伴分别时该怎样道别；让婴幼儿学会使用礼貌用语"早上好""再见"等。在家里，不断提醒婴幼儿使用"谢谢"等礼貌用语，育婴员和家长也应该注意自身语言的规范性，促使婴幼儿在良好的语言环境中进行模仿，发展语言表达能力，为同伴交往奠定良好的基础。

（4）教给幼儿正确的交往方式

1）使用商量性交往语言。1岁半以后的幼儿在与同伴交往的时候有一个共同点，那就是他们运用语言进行交往的能力较差，不善于主动与同伴交谈，不会用合适的语言表达自己的想法和态度，也不善于根据不同情况运用恰当的语言向对方做出回应或解决问题。他们更喜欢运用自己的身体语言——用手拉、推、抢等方式来解决问题。如苗苗和豆豆在玩沙子，苗苗有很多玩沙的工具，而豆豆没有。豆豆见苗苗的铲子没有使用，豆豆拿起来就走。苗苗不乐意了，抢了回来。此时，小米也来参与玩沙，走近苗苗身边说："苗苗，我能用用这把铲子吗？"苗苗爽快地点了点头。在与同伴的交往中小米恰当地使用了商量性交往语言，更好地协调双方行为，使得双方的交往得以友好进行。

2）采用正确方式满足交往的需要。与同伴在一起时，幼儿总是对同伴的玩具充满了好奇，总想拿在手里玩一玩。此时，倘若对方不愿意，同伴交往难以继续。如果一方能采用交换的方式与之交往，则交往能继续进行。如果自己的玩具不能

---

① 钟玮.帮助幼儿摆脱自我中心思维的途径［J］.四川文理学院学报，2008，18（2）.

引发对方的兴趣，幼儿则会继续思考别的方式来满足自己的心愿。在这样一个过程中，双方的意愿逐渐在妥协中倾向一致，交往得以不断进行。因此，在交往中，采用交换的方式，不断协调自己的意愿，均是幼儿同伴交往的正确方式。

3. 情绪理解与表达能力的培养方法与途径

（1）正确认识到情绪。情绪无所谓好坏，顺则喜，不顺则悲。不论悲伤，还是喜悦，均是个体对现实情绪的一种真实反映。只是人若时常处在良好的情绪中会使一个人感知变得敏锐、记忆获得增强、思维更加灵活，有助于内在潜能的充分展示。而若个体长时间陷于悲伤等负情绪，则会抑制、干扰一个人的各种认知过程，使已有的能力也无法获得正常施展，也会影响人与人之间的正常交往与人际关系。对于婴幼儿来说，情绪对他们发展的影响更大。

（2）和婴幼儿谈论他们的情绪，帮助婴幼儿辨认自己和他人的情感。个体的情绪是逐渐发展丰富的，但是个体对于自身情绪发展变化的了解却不是很清楚。

首先，借助情绪绘本的阅读培养婴幼儿的情绪识别和理解能力，是一个不错的选择。情绪绘本是指那些用图画故事表现某种情绪状态的绘本。这类情绪绘本很多，育婴员可以选择画面优美、故事精彩的绘本与婴幼儿一起阅读，借此提高婴幼儿的情绪识别、表达和调节能力。

其次，在日常生活中，可以尝试纠正出现的情绪进行交流。如玩具被拿走的婴幼儿走到一边角落表达自己的生气情绪。育婴员可以与之交流："玩具没了，你生气了吗？"以此告诉婴幼儿这种情绪就是"生气"。婴幼儿在体验自身各类情绪的基础上，也会逐渐地将他人的行为与情绪进行联结，进而能设身处地地理解他人的情感，促使移情能力的出现与发展。

（3）帮助婴幼儿表达与控制自己的情感。一个成熟的个体，不仅要学会恰当地表达情绪，也要学会正确地调控自己的情绪，这对个体的社会化发展至关重要。所以，育婴员要让婴幼儿在不同的情绪体验中做到正确表达和调控情绪，在培养和教育的过程中，要做到晓之以理、动之以情、导之以行。例如，当婴幼儿在活动中与同伴发生冲突，并即将以激烈的方式宣泄情绪时，育婴员要及时提醒、干预，并教导婴幼儿学会采用一定的方式来控制情绪。这时，育婴员可以通过各种身体语言，如摸头、拥抱等，让婴幼儿的心情平静下来，可以让婴幼儿深呼吸或闭上眼睛以制止不愉快的输入，可以让婴幼儿不断地自言自语，告诉自己要冷静以进行自我安慰，也可以通过让婴幼儿做游戏或看图画书等来转移注意力。

当然，育婴员还应为婴幼儿树立一个良好的控制情绪的典范，不要在婴幼面前动不动就气急败坏、暴跳如雷，要和婴幼儿多交流、多互动，让婴幼儿在交流中宣泄情绪，指导婴幼儿形成新的认知方式，并学会符合社会规范的情绪表达方式和规则。同时也应对婴幼儿提出一些合理的期望和建议，对婴幼儿表现出的良好情绪和转变等，要给予及时和有针对性的表扬、强化。总之，育婴员要尊重婴幼儿的情绪体验和正当的情绪情感表达方式。

4. 培养适应行为的途径与方法

我们知道，婴幼儿期是儿童社会性迅速发展的时期，也是个体社会化的奠基时期、关键时期，而社会适应能力的发展是儿童社会性发展的一个重要方面，也是儿童社会化的一条重要途径。可见，婴幼儿社会适应行为的发展对个体一生的成长和发展具有十分重要的意义和非常深远的影响。因此，抓住0~3岁这一重要、关键性时期，促进婴幼儿社会适应行为的健康发展，以便为他们将来进入幼儿园，更好地适应幼儿园的生活奠定良好的基础。

（1）良好生活习惯的培养

1）合理的生活制度。认真执行生活制度，使生活习惯与身体生理需要相适合。为婴幼儿制定生活制度，就是把婴幼儿一天在家里的各种活动和休息时间，如起床、吃饭、活动、睡眠等的时间和次序科学地安排，并将它固定下来，持之以恒。制定合理的生活制度，是保证婴幼儿大脑皮层兴奋与抑制有规律地转换、做到劳逸结合的重要条件，从而进一步保证婴幼儿身心的健康发展。

2）饮食习惯的养成。根据月龄的增长，训练婴幼儿独立进食的能力，如6月龄的婴儿就要训练他拿着奶瓶喝奶；再大一些就可以培养按时进餐的习惯。进餐前应避免过度兴奋或疲劳，进餐的环境应安静、舒适，固定进餐的位置和餐具。平衡膳食，荤素搭配，养成婴幼儿不挑食的习惯。

3）睡眠习惯的训练。在规定的睡眠时间内，要培养婴幼儿主动入睡的习惯。家长不要抱着、拍着或唱催眠曲使婴幼儿入睡，要给婴幼儿创造良好的睡眠条件，如室内要安静，温度要适宜，睡前要大小便，换干净尿布，使婴幼儿能舒适入睡。睡眠时，要注意婴幼儿姿势是否安全，养成独立安静的睡眠习惯。

4）大小便习惯的养成。要养成婴幼儿夜间少尿或不尿的习惯。从满月后即可以开始训练，入睡前要少喂或尽量不喂水，喂饱奶。育婴员要精心观察婴幼儿的排便时间，掌握其排尿规律。等婴幼儿稍大些就应每天在固定时间让婴幼儿坐便盆排便，逐渐养成每日定时排便的习惯。良好的排便习惯，不仅有利于卫生，也有利于消化系统活动的规律性。

5）清洁卫生习惯的养成。育婴员对婴幼儿的清洁护理要到位，并逐渐帮助婴幼儿养成勤洗手、按时刷牙等卫生习惯。

（2）培养幼儿的自我服务意识（自己的事情自己做）。埃里克森的"心理社会期"理论，认为个体心理发展的第二阶段（1.5～3 岁）为自主与害羞和怀疑的冲突。这一时期，幼儿学会了怎样坚持或放弃，开始"有意志"地决定做什么或不做什么。幼儿开始有了自主感，他们愿意自主地做某些事情，如自己动手吃饭。此时正是培养幼儿自我服务意识的好机会。育婴员应根据幼儿的能力，让其服务于自我，让其逐渐懂得自己的事情自己做的道理。

（3）加强精细动作和动手能力训练，促进其大小肌肉的运动能力。动作技能的练习是发展婴幼儿社会适应能力的一个必要途径。不管是婴幼儿的自我服务，还是在生活中各种习惯的养成，都离不开婴幼儿动手能力的发展。随着年龄增长和身体发育，婴幼儿大小肌肉的运动能力也不断发展起来。如果育婴员在日常生活中经常注意加强锻炼婴幼儿的大小肌肉群，婴幼儿的粗大动作及精细动作就会得到更进一步的发展，婴幼儿适应社会的能力也会得到相应的提高。因此，培养婴幼儿大小肌肉的运动能力，促进婴幼儿躯体动作和双手动作的发展，应该成为婴幼儿教育中的一项重要内容。

要锻炼婴幼儿的大肌肉动作（即躯体动作），培养婴幼儿的运动技能，完善其控制大肌肉的能力，可以通过走、跑、跳跃、投掷、平衡、钻攀、柔韧、骑童车、游泳等体育活动以及一些体育游戏来进行。这些活动都有利于提高婴幼儿的运动能力水平，能有效地促进婴幼儿全身动作的发展。由于儿童的小肌肉动作要比大肌肉动作发展得较慢较迟，动手操作和完成精细作业的能力较躯体运动能力弱。因此，应有计划地采取措施促进婴幼儿双手动作的发展，如可通过做手工、绘画、拼搭积木、拍球、弹琴等活动，进一步锻炼婴幼儿手腕、手指等小肌肉群。此外，还可结合自我服务活动，让婴幼儿多动手练习自己穿脱衣服鞋袜、用勺或筷子吃饭、洗手帕袜子等，以及运用一些小物件或工具去完成一些任务，如擦桌椅、开瓶盖、剪东西等，以提高婴幼儿手部动作的协调性、灵活性和精确性，同时提高婴幼儿的动手操作能力。

（4）让婴幼儿参加力所能及的劳动。当婴幼儿能走路的时候，他的活动范围逐渐增大，且随着小手灵活性的增加，婴幼儿已经不满足原来的活动方式了。他更愿意模仿成人，加入成人的活动中来。因此，此时育婴员在劳动的同时，不要忘了分派婴幼儿一些简单且他能完成的任务，如取拿物品等。

（5）正确对待婴幼儿的错误行为。婴幼儿在成长的过程中出现错误的行为是必然也是必需的。育婴员对婴幼儿做错事的态度应以宽容、鼓励为主，同时教给正确的方法，千万不要训斥和责骂。过度的指责会破坏婴幼儿的积极性，毁灭婴幼儿的自主性。

培训项目 **5**

安全工作常识

安全是家庭幸福的保障。育婴员从进入客户家开始，就要有安全意识，安全意识是育婴员为客户服务最重要的一部分内容，是为客户进行服务的基本保证，也是基本的职业技能需求，更是做好育婴服务工作的前提。

育婴员不但要学习和掌握基本安全工作知识，如自我保护、交通安全、家庭日常安全等方面必要的安全知识，更要掌握婴幼儿安全常识，如熟知婴幼儿每个阶段的运动能力并进行评估，设计好促进婴幼儿发展的环境，并在促进能力发展的同时前瞻性地预防危险。

育婴员要对婴幼儿安全工作常识熟记于心，每到一个新客户家，都要先检查婴幼儿居住的空间环境是否安全，婴幼儿用品使用是否安全等，如果家庭空间环境不利于婴幼儿安全生活，育婴员要跟客户积极沟通交流，以建立安全的婴幼儿活动空间为要义，从而达到预防的目的。

育婴员到客户家工作开始之前，各类安全急救电话要牢牢记住。到了客户家，要先跟客户沟通，了解客户家的详细地址及紧急情况下的婴幼儿监护人及家庭成员的电话，周边可以在紧急情况时求助的电话，如物业中心电话、居委会电话等，并且做到烂熟于心。为了防止慌乱时忘记，育婴员可把详细情况写在纸张上，贴在家中明显的地方（如大门口或门上），以便于发生危险时能够快速拨打电话。育婴员在工作出行时要熟悉客户家周边环境，仔细观察客户家周边路况及周边建筑物标识，以便求助时救助者能够快速定位。

培训单元 1 育婴员日常安全知识

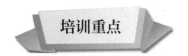

1. 掌握育婴员自身安全知识。
2. 理解日常如何自我防护。

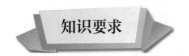

一、社会安全与自我保护

1. 增强自我保护，树立防范意识

育婴员要学会识别不良行为并提高警惕，面对别人的拉拢和引诱，表明态度。遇到事情时要学会冷静，想清楚事情的前因后果，当有坏人威胁或发生危险时，不要害怕，沉着应对，及时向外界求救。如果遭遇暴力手段，一定要保存证据，在安全的前提下向公安机关报警。

2. 不被利益或承诺所诱惑

在当下的社会，育婴员收入还算可观，诈骗分子常常利用很多人想要过得更好、收入更多、急于致富等人性弱点进行诈骗。诈骗犯罪分子通常会以介绍工作为名，用高额工资、体面工作为诱饵进行诈骗。现在的社会信息已经很发达了，但还是有很多人受骗，根本原因是贪心，他们为了省中介费而不去正规机构，工作上不能正视自己的能力，总是希望少干活多拿钱，这才使犯罪分子有了可乘之机。

育婴员要谨记"天上不会掉馅饼""贪小便宜吃大亏"。面对不认识的人所承诺高额利益时，要仔细分析，不要贸然作出任何决定，而是要通过调查和思考做出判断，这样才可能预防上当受骗。

3. 交友需谨慎

在工作中，育婴员与人交往需谨慎。育婴员通常身处异地他乡，常常会感到陌生和孤独，这时容易被一些不怀好意的人趁虚而入。育婴员在工作生活尤其是陌生环境中应保持谨慎小心的交友态度，不偏听偏信，以免给自己或者客户带来损失或伤害。育婴员在工作中还要有安全防范意识，注意保护个人及客户隐私，以防引起不必要的麻烦。

4. 筑起保护自己的防线

（1）筑起自我保护的思想防线，提高识别能力。育婴员求职一定要到正规的劳动服务中介机构。求职时，能够正确认知自己的工作能力，根据能力来寻找切合实际的工作。

在工作期间如果发现有侵犯自己的合法权益的现象，应及时跟单位沟通或用法律武器保护自己，捍卫自己的合法权益。

（2）言行端正，态度明朗。育婴员要自尊自强自立，有自我保护意识。在工作中认真负责，日常穿着打扮大方得体，行为端庄正派，态度明朗。

二、工作安全与自我保护

1. 在客户家的自我保护

育婴员刚进入到客户家时，客户因对育婴员不了解而不是很放心，这也是人之常情，育婴员应通过自律自爱自重的态度，努力工作的精神，为客户服务的意识，赢得客户的信任。

现在，很多家庭都安装了摄像头，尤其是有婴幼儿的家庭安装比例更高，这些摄像头只要不安装在暴露隐私的空间内都是允许的，育婴员不要产生心理抗拒。我们已经是生活在摄像头的世界里了，很多公司、街道、商场、酒店等都有监控。从另一方面说，安装摄像头不但能够让客户看到我们认真工作的样子，也是我们安全工作的见证。

育婴员的工作环境特殊，在工作期间，如果出现客户违反合同约定，出现精神或肉体上骚扰、虐待等情况，育婴员应及时与单位沟通，以法律途径保护自己。

2. 对客户家安全防护

（1）不给陌生人开门。育婴员要谨记，在客户家不要轻易给不认识的人开门，如果有特殊情况，育婴员可以通过电话、视频等跟客户确认后再开门。

（2）不带他人到客户家。育婴员不要把自己的亲戚、朋友或陌生人带入客户家，即使是自己的配偶也不可以。

（3）不泄露客户隐私。育婴员与人交谈时注意不要泄露客户信息，如姓名、住址等。不在朋友圈等社交平台发有关客户家的任何信息，如图片、视频等。在客户家不与人视频聊天，防止泄露客户家隐私。

培训单元2　家庭消防安全知识

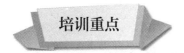

培训重点

1. 了解引起家庭火灾的常见原因。
2. 掌握如何预防家庭中火灾的发生。

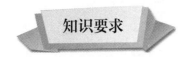

知识要求

一、引起家庭火灾的常见原因

1. 电器引发火灾

电器漏电、短路或负荷过重都会引发火灾。在家庭生活中应严禁私拉乱接电线，选择功率适用、质量良好的电器，定期检查，发现问题及时维修更换。

2. 燃气引发火灾

燃气引起的火灾一般都是因为忘记关闭阀门，风吹或食物外溢导致火焰熄灭，管道漏气等，大量气体泄漏后遇到明火（包括火星）燃烧，引发火灾。

3. 冬季取暖设备引发火灾

主要是各种冬季取暖设备，如红外线取暖器、煤气取暖器、电热毯、空调器等升温时间过长，温度过高引起周围可燃物质的燃烧。

4. 其他原因

例如充电器过热，幼儿玩打火机引燃易燃物或乱扔烟蒂等原因引发的火灾。

二、家庭火灾的防范措施

1. 注意用电安全

（1）育婴员在客户家时，第一次使用电器一定要跟客户沟通或详细阅读说明书，掌握正确的使用方法。

（2）正确使用接线板。连接多个电器的接线板，必须有保险，如果接线板没有保险，要跟客户宣讲安全防火常识，并建议客户选择独立开关的接线板。

（3）家用电器出现故障，育婴员要及时告知客户，请专业人员进行修理。

2. 注意燃气的使用安全

不要私自挪移拆装燃气设备，必须要由专业人员来完成。

（1）燃气灶具的安全使用

1）使用燃气灶具时，要打开厨房的窗户或抽油烟机以便利于通风。

2）必须遵守"先点火后开气"的次序，绝不能采取"气等火"的点火方法。如果客户家的燃气灶不能正常打火，需要借助外力火源如打火机等点燃燃气灶，育婴员应从家庭安全考虑，跟客户提出建议修理燃气灶以保障家庭及自身安全。

3）要养成离开火源就要关火的习惯。炒菜时放上油离开，则容易导致油锅起火；烧煮食物时，器皿中如果盛水过满，则烧煮的汤、水因沸腾外溢浇熄火焰，容易引起燃气泄漏；开火后离开厨房也容易导致锅内食物被烧干、烧焦起火，所以育婴员在离开厨房前一定要检查火焰是否被熄灭。育婴员更不要在抱着或带着婴幼儿的同时在厨房内操作火源。

4）使用燃气灶具后，一定要先关闭燃气器具开关，然后关闭燃气总阀门。

5）燃气灶具与燃气管阀门或液化气瓶连接的橡胶管是特制的，不得私自使用其他橡胶管或塑料管代替。橡胶管易发生老化开裂，育婴员在使用过程中要时常检查，发现问题及时告知客户，以排除火灾隐患。

（2）燃气热水器的安全使用。育婴员在使用燃气热水器时一定要按照操作程序使用，使用时不要把热水器温度调得过高，嗅到燃气或其他不正常气味时，应关闭燃气总阀，开启门窗，不得开灯、划火柴、打电话，并立即通知燃气公司。若发生人员中毒，应立即拨打120急救电话。

3. 注意取暖设施使用安全

（1）各种取暖器具必须与人保持一定的距离。婴幼儿皮肤娇嫩，在使用取暖设备时，育婴员要时刻注意婴幼儿与取暖设备保持安全距离，并且育婴员不能离开婴幼儿左右，以防止无人照看时婴幼儿发生灼伤。

（2）不要在取暖设备上烘烤物品，尤其不要将湿的衣物、鞋袜、手帕、尿布等挂在取暖器上烘烤。

（3）在使用取暖设备时，不得在取暖设备附近使用易燃物品及化学危险品，如汽油、酒精、香水等。

（4）电热毯不能折叠使用，更不能直接给婴幼儿使用，如需使用，只能是用于预热，婴幼儿上床前就必须关掉。

（5）育婴员一定要严格按照取暖器产品说明书上的要求使用。无人时要切断取暖器的电源。

4. 其他防火措施

（1）育婴员可以对婴幼儿进行日常防火教育，可以通过动画片、绘本教婴幼儿了解火灾常识。

（2）育婴员在看到客户家有吸烟人员时，须告知不要随地乱扔烟蒂、火柴梗，不要躺在沙发上、床上吸烟，请客户管理好打火机，放到婴幼儿够不到的地方，以防危险的发生。

三、火灾发生后的自救

火灾发生时一定要保持冷静，在消防车没有到达前，可以根据现有条件在保证自身安全的前提下进行扑救。火灾发生时育婴员要把婴幼儿放到安全区域，然后快速关掉电源，关闭燃气总阀门。

1. 自救灭火方法

（1）隔绝空气法。可以用棉被等不燃、难燃物浇水浸湿后覆盖燃烧物，隔离空气，熄灭火焰。例如炒菜时油锅着火，可以快速盖上盖子，断气断电，隔绝空气后火就会灭掉，千万不能往锅里倒水，这样火不但不能灭掉，还会烫伤自己。

（2）直接扑灭法。在发生火灾时，育婴员可以根据火源性质不同采取不同的灭火方式。可选用水或家庭消防器灭火，注意电器、油脂类物品燃烧后，不可用水灭火，只能采取隔离法或消防器材灭火。

（3）防止蔓延法。可以将燃烧区附近区域易燃物清理掉，然后搬离到安全区域，进而可以有效阻断火势蔓延。

2. 灭火器的使用

育婴员到客户家后，要熟知安全通道，检查家庭灭火设备，如果客户家没有灭火设备，则建议客户购买。购买后，育婴员要仔细阅读灭火器使用说明，并根据说明放置于不同的地方。育婴员在日常工作活动中，要特别留意自己周边的灭火器种类及适用火源种类，并且牢记灭火器的位置，这样可以有效保障事故发生时能够快速找到并使用适合的灭火器。常用家庭灭火器有手提式干粉灭火器、手提式泡沫灭火器和手提式二氧化碳灭火器三种。手提式干粉灭火器适用于可燃气体、油类、电器等引起的火灾；手提式泡沫灭火器适用于油类等一般物质引起的火灾；手提式二氧化碳灭火器适用于贵重物品或电器引发的火灾。育婴员应熟知各类灭火器的适用范围及使用方法。

3. 火灾中的自救措施

火灾发生后致死率最高的原因不是烧伤，而是烟雾对呼吸道黏膜的伤害，这是因为烟比火轻，运动的速度快，燃烧的热气可伤害到呼吸道黏膜，燃烧的过程中产生的一氧化碳等有毒气体也会导致人中毒窒息死亡。

火灾燃烧 10 min 后便进入猛烈阶段，会威胁到生命安全，育婴员要快速使用安全的方法带婴幼儿逃离火区，以保全婴幼儿和自身安全。这个时候千万不可为贪恋财物和寻找物品而耽误逃生时间。

起火后，育婴员一定要沉着冷静，先观察判断火源方向，然后选择逆风方向快速离开火区。在离开火区时，育婴员可将婴幼儿系在身上，把床单、棉被等淋湿盖在身上，捂好口鼻，然后猫腰或在地面上匍匐爬出。在逃离火场时不可直立，不能快速跑动。因为接近地面处烟气稀薄，对人体威胁较小。常用逃离火区自救方法主要包括以下几种。

（1）选择逃生通道自救。育婴员带婴幼儿居家或到公共场所，都要先了解消防通道的位置，以备不时之需。火灾发生初始，利用烟气不浓或大火尚未波及的楼梯、疏散通道、敞开式楼梯逃生是最理想的选择。注意，火灾发生时不可以乘坐电梯逃离，因为发生火灾后，可能会断电，或打火把电线烧断，如果这时乘坐电梯，无疑将自己困在火笼内，反而没有逃生的可能。

（2）结绳下滑自救。如果过道或楼梯已经被大火或有毒烟雾封锁后，可以及时利用绳子，或把窗帘、床单撕扯成较粗的长条，结成长带子，将其牢牢系在自来水管或暖气管等能负载体重的物体上，另一端从窗口下垂至地面或较低楼层的阳台上，然后沿绳子或带子下滑，逃离火场。

（3）向外界求救。倘若被大火封锁在室内，要迅速关闭通向火区的门窗，把门窗及缝隙处用毛巾、布单、衣物等堵死，并向门窗及衣物浇水，以减缓火势蔓延，然后用物体敲打门窗，呼救、抛掷物品等方式呼救，这样可以帮助消防人员迅速定位。

4. 拨打消防报警电话求救

在遇到火灾、危险化学品泄漏、道路交通事故、地震、建筑坍塌等事件时，均可拨打消防报警电话119。

火灾发生后，育婴员一定要先在第一时间带婴幼儿逃离火场，然后拨打119消防报警电话。

（1）育婴员拨通119消防报警电话后，要确认一下，可以反问"请问是119吗？"以免打错电话。

（2）报警时语速要沉稳，这样消防中心会清晰地知道具体情况。电话中必须说清楚以下内容。

1）要说明失火单位或住户所在的区（县）、街道或乡、村，有些地方还涉及到路名、弄堂名、门牌号等。要报清、报全单位和街、巷名称，不要用简称。有重名时，要区别开，以免消防人员找错。地名或单位名称有相似或易混的字，要加以强调，防止跑错路，耽误时间。

2）如果不能清楚地说出失火地址，可以寻找周边明显建筑物或道路标志（如电线杆编号等），以利于消防人员可以快速地找到火灾现场。

3）向接警人员说明是什么物质引起大火及现在火势发展情况，以便于消防人员的指挥调动，从而采取有效措施快速灭火。

4）要说清楚报警人的姓名和联系电话，保持电话能顺畅接听，便于消防人员联络。

5）在接听电话过程中要冷静回答接警人员的提问，不要着急挂断电话，等消防中心告诉可以挂断电话，再挂断电话。

（3）报警后，育婴员因为要照顾婴幼儿，所以在兼顾当下环境的同时，给物业或居委会打电话，请他们帮忙，找熟悉路况的人到离火场最近的路口迎候消防车或指引通道、提供水源位置等情况，为快速灭火赢得时间。

（4）拨打幼儿监护人电话，告知现在的情况。

培训单元3 食品安全知识

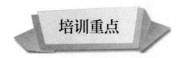
培训重点

1. 了解食品安全概念及其重要性。

2. 理解婴幼儿食品安全操作及管理。

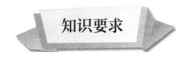
知识要求

一、食品安全

食品安全从字面意义来理解就是不管是现在还是未来，都不会损伤我们健康的食物，不会有危害后代的隐患。食品从生产到消费者手中这一过程是连续而复杂的，食品安全简而言之，从食物的来源就要求它是安全的，也就是说生产的过程，即种植、养殖的环境和过程是安全的；经营的过程是安全的，即储存、加工、包装、运输等过程是安全的。国家为了保证食品安全，保障人民群众身体健康和生命安全，颁布和实施了《中华人民共和国食品安全法》。

二、婴幼儿食品安全操作与管理

"民以食为天"，食品安全关系到人类生存与安危，婴幼儿食品安全更关系到国家未来人才的安危，婴幼儿新陈代谢快，吸收能力强，如果食品不安全，造成的伤害更大。所以，育婴员在婴幼儿食品质量上要把好关，坚持选择绿色、优质、健康的食品以保障婴幼儿身体健康。育婴员对食品的采购、储存、制作、喂食环节上要注意以下内容。

1. 采购

育婴员在给婴幼儿采购食品时，不但要考虑婴幼儿需要的营养素品种及食物属性是否符合当下婴幼儿食用，还要看食物的新鲜程度，更要注意食物的安全性，在食品采购中，食品安全是第一位的。育婴员在食品的采购中应注意以下几点。

（1）食品原材料要新鲜。针对婴幼儿生长发育特点，为婴幼儿制作食物的食材不仅要绿色、新鲜，还要考虑到营养健康。

（2）关注食品配方成分和制作工艺。食品安全是婴幼儿健康成长的必要条件，但是在婴幼儿食品中，很多人容易忽略在食品中添加的物质，如食品添加剂、防腐剂、香精等，这些添加物质会对婴幼儿的肝肾功能、神经系统等造成伤害，引起机体功能紊乱，还会扰乱婴幼儿的味蕾发育，让婴幼儿变得爱挑食。有些婴幼儿食品中热量很高，蛋白质含量少，而热量过高容易造成婴幼儿肥胖。

（3）看检测严格性。食品安全检测主要是看第三方检测是否权威，它是产品品质双重保证。第三方检测有国家专业部门检测、有机食品认证等。

（4）看外包装的标识是否齐全

1）名称、规格、净含量。

2）主要营养成分表、配料表（如图2-22所示）及食用方法。每种食品包装上都有配料表，查看配料表可以知道，食品中是否有不适合婴幼儿的物质和食品添加剂。

配料表

小麦粉，食用葡萄糖，脱脂大豆粉，淀粉，脱脂乳粉，酵母，南瓜粉（添加量2%），矿物质（碳酸钙、焦磷酸铁、葡萄糖酸锌），维生素（醋酸维生素A、胆钙化醇、盐酸硫胺素）。

图2-22 食品配料表

3）生产者的名称、地址、联系方式。优选知名度高、信誉度好的品牌，这些品牌一般会严格控制原料产地，生产过程也会严格按照国家相关规定进行。

4）产品标准代号（如图2-23所示）。我国对婴幼儿食品（0～3岁宝宝食品）有以下几个国家标准，分别是《食品安全国家标准 婴儿配方食品》（GB 10765—2010）、《食品安全国家标准 较大婴儿和幼儿配方食品》（GB 10767—2010）、《食品安全国家标准 婴幼儿谷类辅助食品》（GB 10769—2010）、《食品安全国家标准 婴幼儿罐装辅助食品》（GB 10770—2010）、《食品安全国家标准 辅食营养补充品》（GB 22570—2014）、《食品安全国家标准 特殊医学用途婴儿配方食品通则》（GB 25596—2010）。生产企业如按照国家标准制作，会标明对应的标准号。育婴员选购时可以注意察看。

生产许可证编号：SC10933100300080
产品类别：其他婴幼儿谷物辅助食品
产品标准号：GB 10769
保质期：12个月
贮存条件：阴凉干燥处，开封后请尽快食用完毕。

图2-23 产品标准代号

5）生产日期及保质期。育婴员在购买婴幼儿食品时一定要考虑是否能在保质期内食用完。

6）储存条件。育婴员一定按照说明的方法储存，防止食物变质从而影响婴幼儿健康。

2. 加工

育婴员应将采购后的蔬菜、肉类等食材及时分类存放，尽快加工，避免放置时间过长，导致营养素流失或腐坏。大部分食源性疾病事件的发生是由不正确制备或不当处理而导致的。世界卫生组织提出的《食品安全五大要点》，包括保持清洁、生熟分开、确保将食物做熟、保持食物的安全温度、使用安全的水和原料。

（1）保持清洁

1）食物干净、无污染、无腐烂，烹调前充分清洗。

2）烹调用具保证清洁，使用前充分消毒洗净，拒绝不合格的烹调厨具，尤其要注意砧板的清洁及消毒。

3）盛放食品的器皿保证清洁。婴幼儿使用的器皿不但要清洁干净还要定期消毒。厨房和储存食物的地方更要注意防霉、防虫、防鼠。

（2）生熟分开。生的食物，比如畜禽、水产品及其汁水当中可能带有致病菌，所以，处理生食物要用专用器具，家中菜刀、砧板、容器等都应该生熟分开，避免交叉污染的可能。

冰箱不是保险箱，存放食物时也要注意生熟分隔摆放。直接可以食用的要严格与生的食物分开包装及隔层摆放。熟食放在上层，生食放下层。要定期清理清洁冰箱，防止霉菌匿藏。

（3）烧熟煮透。为了保证进食安全，婴幼儿食用的食物必须高温烧煮，这是因为烧煮食物可以避免食源性中毒，是保证饮食安全的有效手段。高温烧煮等于给食物进行了一次消毒灭菌，高温还可以破坏植物中的毒素。

（4）保持食物的安全温度。熟食在室温下存放不超过 2 h。所有熟食（剩饭剩菜等）和易腐烂的食物（生的畜禽肉、水产等）应及时冷藏（温度最好在 5 ℃以下）。即使在冰箱中也不能过久储存食物，冷冻食物不要在室温下解冻。冷冻食物最好的解冻方法是微波炉解冻、冰箱冷藏室解冻和清洁流动水解冻。

（5）使用安全的水和食材。到正规的超市或市场选购新鲜健康的原料和食物，清洗食物的水和饮用水也要清洁干净。

3. 喂食

为了婴幼儿的健康，育婴员在给婴幼儿喂食时要考虑婴幼儿现有的生理状况，如牙齿发育、精细动作、肠胃的吸收消化能力等，循序渐进地引导婴幼儿从喂食到自主完成进食。在喂食过程中要让婴幼儿专注在食物上，不要做分散婴幼儿专注食物的事情，喂食过程中婴幼儿如哭、笑等都不可以进食，防止气管异物的发生。喂食结束后，育婴员要及时整理就餐环境，清洁消毒餐具。

培训单元 4　户外安全知识

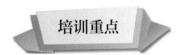

1. 了解影响户外安全的因素。
2. 掌握户外安全出行要点。

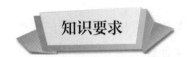

一、安全出行准备

外出前，为了保障自己及婴幼儿的安全，育婴员的着装要利于安全出行，最好穿运动鞋、运动裤，不要穿有绳带的服装、裙子、阔腿裤、拖鞋、高跟鞋、船鞋等不利于安全出行的服装，以防发生意外伤害。有绳带的服装，在行走或有大风的时候，容易挂在危险的地方，造成勒伤或跌落伤；裙子、阔腿裤也是同样的道理，尤其是很长的阔腿裤，在人多的地方或上下楼梯时容易被别人踩到而受到伤害；拖鞋、高跟鞋、船鞋等容易脱落或不便于快速行走，幼儿在行走或奔跑时速度特别快，在追逐幼儿或发生危险带幼儿快速离开时，不但会限制育婴员的行进速度，而且在这个过程中容易因为穿鞋不当造成伤害。育婴员在出行前为婴幼儿准备物品时最好用背包，手里不拿东西，以便当出现意外时，双手可以快速抱紧婴幼儿离开现场。带较小婴儿出行，育婴员最好使用婴儿裹带。

户外活动时，婴幼儿着装安全也同等重要，既要利于婴幼儿活动，又要考虑安全性。婴幼儿户外玩耍的时候，服装首选运动装，服装的颜色最好是辨识度高、色彩鲜艳或易于识别，秋冬春三季可以给婴幼儿搭配适合的马甲，马甲既利于婴幼儿活动，又便于活动中散热。给婴幼儿穿的鞋子要注意大小是否合适，鞋子要选择鞋底防滑功能好的。

育婴员最好每次出行前都为婴幼儿拍张照片，如果发生丢失意外情况的时候，可以清晰地知道婴幼儿当时的穿着及模样。

育婴员一定谨记，在户外带婴幼儿的过程中，不可以让婴幼儿离开自己的视线，如需接听电话，要先抱起或拉着婴幼儿；遇到熟人交谈时，也不能松开婴幼儿的手，因为在接听电话或与人聊天时，注意力不集中就容易发生意外。

二、外出安全注意要点

1. 上下楼梯

（1）在公共场所，上下楼梯时要靠右侧行走，否则容易与他人发生碰撞。

（2）带着婴幼儿上下楼梯要在靠扶手的地方走，能自己走的幼儿，要让他在成人的内侧扶着扶手走，防止与其他人冲撞。

（3）上下楼梯时，告诉幼儿不要乱跑乱跳，要眼睛看着楼梯，手扶着护栏慢慢地走，遵守秩序，相互礼让。

2. 乘坐电梯

（1）乘坐滚动扶梯时，一定要抱起婴幼儿，认准起步台阶，站稳并扶住扶手。不要用手去触摸或倚靠在固定不动的护板上，以免被滚动的扶梯拉倒。

（2）禁止婴幼儿在滚动扶梯上玩耍、攀爬或打闹，以防跌落。

（3）乘坐垂直电梯时，育婴员要与婴幼儿一起进入，禁止婴幼儿将手或身体置于电梯门中间阻止电梯关门的行为，如果电梯内人较多或有宠物，要把婴幼儿抱起，防止发生意外。

（4）上下直梯的时候，一定等电梯停稳，开启电梯门，看好脚下再进或出，防止登空造成意外跌落。

3. 行走安全

（1）成人的示范作用大过单独说教，所以育婴员在带领婴幼儿户外行走时，一定要遵守交通规则，给婴幼儿树立良好交通意识。如在过马路时必须走人行横道，遵守交通规则，红灯停、绿灯行。

（2）在马路上行走时，要遵守靠右行走的规则，把婴幼儿置于内侧（右侧），牵住他的手，不要让他随意乱跑，以防意外事故发生。

（3）不可以带婴幼儿在汽车前后穿梭过马路，因为车前及车后是驾驶员的视觉盲区，在此范围内急穿马路，容易造成车祸。

4. 带婴幼儿在室外玩耍

（1）育婴员带婴幼儿出门前要关注天气预报，以便于给婴幼儿穿戴或准备适合的衣物。

（2）遇到雷雨天气，要及时寻找避雨的地方，不要在大树或变压器下避雨，以防雷击或触电。遇到落在地上或垂在半空的电线时，一定要绕行，防止发生意外。

（3）育婴员不要带婴幼儿在建筑工地玩耍或逗留，这里环境复杂，容易发生物品坠落或建筑器材塌倒等意外事故。

（4）育婴员带婴幼儿在草坪等空地玩耍之前要先确认场地的安全性，有没有大坑或窨井，如果没有，可以给婴幼儿规定范围，让婴幼儿在指定区域内玩，以防发生意外。

（5）不要带幼儿在汽车停靠附近玩耍，尤其是汽车尾部，这个地方是驾驶员视线盲区，容易造成车祸。

（6）使用婴儿推车出行时，要提前检查刹车装置是否能够正常使用，使用中必须给婴幼儿系好安全带。

（7）不要带婴幼儿到池塘或沟渠周围玩耍。

（8）春夏秋三季，带婴幼儿户外玩耍回家后，要及时给婴幼儿更换衣物，并检查婴幼儿身上是否有红点或昆虫咬伤的痕迹，如果有，观察婴幼儿是否有异常情况，如嗜睡、呕吐、眼睛无神等，如有一定要立即带婴幼儿到医院检查，以防蜱虫叮咬，危及婴幼儿生命。

5. 带婴幼儿乘车

（1）带婴幼儿出门时，一定要给婴幼儿使用儿童安全座椅，并系好安全带。

（2）汽车行驶时不可以把婴幼儿抱在怀里，更不要让婴幼儿坐在车子的前排座椅上，尤其是有安全气囊的地方。在车辆行驶过程中要确保车门和车窗都已用童锁锁好。

（3）育婴员要看管好幼儿，不要让幼儿向车窗外探头或伸手，以防刮伤幼儿。

（4）禁止在车内给婴幼儿玩有划伤、刺伤危险的玩具。

（5）禁止在车辆行驶过程中让婴幼儿自己吃或喂食糖葫芦等有棍的食物，防止急刹车时刺伤婴幼儿。

（6）禁止把婴幼儿单独留在任何交通工具里。

培训单元 5　室内安全知识

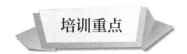

1. 了解室内不安全因素识别难点。
2. 掌握室内安全防范措施。

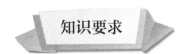

现代家居生活环境过于繁复，尤其是家庭内环境的设计对婴幼儿造成的意外伤害越来越多。据统计，我国婴幼儿意外伤害事故中发生在家中的占 86.6%，主要是气管异物、烧烫伤、跌落伤为主。所以，育婴员每到一个新客户家，要细心观察家庭环境设置中的不安全因素，跟客户做好沟通改善，提前做好预防应对措施。

一、日常家庭环境与生活意外伤害防范

1. 家庭环境意外伤害的防范

（1）要将家中婴幼儿可能接触到的一切细小危险物品全都收纳好，或放在婴幼儿踩凳子也够不到的地方。

（2）婴儿床及各种家具要固定牢固，特别是桌、椅、板凳等要避免婴幼儿爬上后翻倒受伤。

（3）家中家具要摆放整齐，家具的边角要光滑圆润，必要时在边角上包上软物，防止磕碰到婴幼儿。

（4）电器（如风扇等）在没有人使用或成人离开婴幼儿的时候，要拔掉电源，放到安全的地方。

（5）对于有刺或有毒的植物，要放置到婴幼儿够不到的地方。花架要牢固，花架上的花盆也要放稳，防止婴幼儿揪、拽、摇引起花盆坠落，造成伤害。

（6）在床及沙发四周最好铺上软垫，以防婴幼儿跌落摔伤。

（7）厨房、卫生间要随时关好门，最好能够锁住，防止婴幼儿独自进入而发

生危险。

2. 误食及气管异物的防范

（1）育婴员及家人要把药品放到婴幼儿够不到的地方，药品及化学品均应保存在有清楚标签的原瓶内，千万不要装在饮料瓶及食品盒中，并尽可能远离食物。

（2）不给婴幼儿吃果冻，花生、瓜子等整颗的坚果以及带刺（骨）等食品。婴幼儿进食时不可边吃边说话，更不能跑跳、哭闹、大笑，这种进食行为会导致气管异物的发生。

3. 睡眠中意外伤害的防范

（1）毛茸茸的靠枕、蓬松柔软的被褥，弹簧床垫可以使婴儿床看上去温暖、舒适，但是这些舒适柔软的床上用品，很可能堵住婴儿的脸部，使他无法呼吸甚至出现窒息。因此，要给婴儿使用较硬的床垫，床单要紧紧裹在床垫上。婴儿在睡觉时，不要给他使用过大、过软的被子，可以选用大小合适的睡袋，或者使用婴儿专用的小毯子，并把毯子的三边紧紧压在床垫下面。另外，不要在婴儿床上放置跟睡眠无关的物品。

（2）很多婴幼儿都发生过从床上坠落的情况，当婴幼儿从床上坠落后，不要急于马上抱起婴幼儿，防止移动不当造成二次受伤。正确的做法是先观察婴幼儿能否大声哭出来，并且能够翻滚或移动，会爬行或走的婴幼儿鼓励他爬向或走向自己，这说明婴幼儿的意识是清醒的，可以不必太担心。如果婴幼儿跌落后不哭，不能移动，育婴员不要马上抱起婴幼儿，应该立刻拨打120，并在旁边观察等待。婴幼儿坠床后要注意观察有没有出现嗜睡、喷射性呕吐，观察精神状态是否正常，如有异常，应及时就医。

（3）婴儿床上方不能悬挂物品，防止掉落造成伤害。

4. 给婴幼儿穿衣、洗澡造成意外伤害的防范

（1）在给婴幼儿选择衣物的时候，应尽量选购没有装饰物的衣物，防止饰物脱落而发生意外。

（2）穿衣前，育婴员要仔细检查衣服的每个地方，防止隐匿在衣服上的物品伤到婴幼儿，如果有线头等要用剪刀给处理掉，尤其是袖子、裤腿的地方更要仔细检查，防止线头刮伤婴幼儿手指和脚趾。

（3）洗澡前，育婴员要做好充足的准备工作。在洗澡过程中，育婴员视线不能离开婴幼儿，以防溺水。

二、宠物可能造成意外伤害的防范

1. 动物身上（特别是猫和狗）的细菌，许多专家认为是通过附于毛发上的分泌物与唾液进行传播的，所以不要让婴幼儿同宠物过分亲昵，特别不要让宠物舔吻婴幼儿。

2. 婴幼儿摸过宠物或和宠物玩耍之后要及时清洁面部、手及手臂。婴幼儿身上如有破皮伤口，严禁与宠物直接接触，以防伤口感染。

3. 必须给宠物按时打疫苗和驱虫，经常打扫宠物的住处，清理排泄物，并定期给它们洗澡。

4. 一旦被宠物抓伤或咬伤，必须及时用流动的水及肥皂水冲洗伤口，禁止包扎，然后即刻去医院注射狂犬疫苗。

5. 不要让婴幼儿和宠物单独相处。

6. 育婴员在带婴幼儿户外玩耍时，一定要远离他人的宠物及流浪猫狗，以防意外伤害的发生。

三、婴幼儿烫伤、触电的防范

1. 婴幼儿烫伤的防范

（1）购买炉灶或烤箱时，要请专业人员安装在婴幼儿够不到的地方。烤箱使用后一定记得关好。

（2）吃饭时，不要把热的食物或者开水放在桌子边缘，防止不小心碰倒后洒在婴幼儿身上。有餐布的餐桌，更要注意防止婴幼儿因为拉扯餐布造成热的食物移动，从而造成烫伤。如果带婴幼儿去餐馆就餐，不要让婴幼儿在餐馆内跑跳打闹，防止意外烫伤。

（3）热水瓶等要放置在婴幼儿够不到的地方。在倒开水时，务必远离婴幼儿。

（4）电熨斗使用后要马上收好，防止婴幼儿不慎摸到发生烫伤。

（5）给婴幼儿洗澡的时候，洗澡前要测试水温，中间如果需要加热水，必须将婴幼儿抱离出盆再加热水，加热后需要再测试温度，合适后才能再次把婴幼儿放入盆中。

2. 婴幼儿触电的防范

（1）所有家用电器的电线应该放置到婴幼儿触碰不到的地方。

（2）插座应装有保护装置，防止婴幼儿触碰。

培训单元6　急救常识及家庭护理包

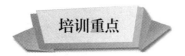

1. 了解家庭急救初步处理及常识。
2. 掌握家庭急救操作的重点难点及过程。

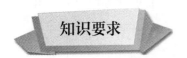

　　3岁以下儿童的意外伤害，约70%发生在家里或者住所周围。有些伤害，例如气管异物、烧烫伤、溺水等，发生伤害后的黄金急救时间是以秒来计算的。因此，育婴员及家长学习婴幼儿急救常识非常重要，这样能够在遇到危险时，第一时间进行急救，减少伤害。

一、家庭急救常识

1. 人工呼吸和胸外心脏按压

　　心脏跳动是生命的标志，当发现突然昏迷、呼吸停止、触不到大动脉及心尖搏动时，即提示发生了最危急而严重的疾病状态——心跳骤停。伴随心脏骤停60 s后会自主停止呼吸。遇到这种情况，育婴员应冷静对待，马上与急救中心进行电话联系，同时立即进行现场急救。

　　首先检查婴幼儿是否还有呼吸和脉搏。判断有无脉搏最简单的方法是触摸颈动脉，即颌下与其胸锁关节连线；判断有无呼吸最简单的方法是观察有无胸腹部起伏，听有无呼气的声音。如果发现呼吸停止，应及时清理呼吸道，保持呼吸道畅通，然后进行人工呼吸及胸外按压。1岁以下婴儿可采取口对口鼻方法，通过对婴儿口鼻吹气使胸廓抬起；1~8岁儿童采用口对口的方法进行人工呼吸。由于心跳、呼吸骤停往往互为因果，所以心脏与呼吸复苏两者应同时进行，否则复苏难以成功。最好是两人配合，一人负责胸外心脏按压，另一人负责人工呼吸。双人抢救时心脏按压15次，人工呼吸2次。如果单人抢救时，也应尽量按30∶2比例交替进行。

（1）口对口急救步骤

1）将婴儿的头部略向后倾 15° 左右，用拇指与食指提起下颌及舌，使患儿张开口，检查咽部有无异物，若有异物，在直视下用手指将其去除，使其呼吸道畅通。

2）用嘴盖在婴儿的嘴与鼻子上面，向里面轻轻吹气，连续 2~5 次，每次持续 1~1.5 秒，至少保证两次有效通气；速度为每分钟 12~20 次，吹气量一般以胸部抬起为准；边人工呼吸边检查婴幼儿是否有了呼吸。

如果是幼儿发生窒息，也按同样的方法向口中吹气。

（2）胸外心脏按压步骤

1）婴儿胸部按压。婴儿胸部按压有两种方法，即双指按压法和双手环抱按压法。非专业急救和单人急救时，对婴儿应采用双手指按压法进行胸部按压，按压部位为两乳头连线中点下。双人急救时，推荐专业急救者使用双手环抱按压法对婴儿进行胸部按压。双手环绕婴儿胸廓，拇指置于胸骨下 1/2 处，其余四指分开并环绕胸廓，拇指用力按压胸骨的同时，其余手指给予反压力以按压胸廓。

2）幼儿胸部按压。对幼儿进行胸部按压时，非专业和专业急救者均可采用成人胸部按压的方法，即单手或双手掌根按压胸骨下 1/2 处（两乳头连线中点），注意不要按压剑突或肋骨。应根据患儿和急救者体型采用单手或双手按压法，但无论采用何种胸部按压方法均应使按压幅度达到胸廓厚度的 1/3~1/2。

单人急救时（包括专业和非专业急救者）按压/通气比值为 30∶2，即每进行 30 次胸部按压给予 2 次有效的人工呼吸，要尽量缩短胸部按压的中断时间。双人急救时按压/通气比值为 15∶2，一人进行胸部按压，另一人维持气道开放并给予人工呼吸，其中一人持续给予胸部按压，频率为 100 次/分，另一人给予人工呼吸，频率为 12~20 次/分，并尽量缩短胸部按压中断时间，同时避免人工呼吸和胸部按压同时进行。

2. 五官异物和气管异物的处理

（1）五官异物

1）眼睛异物。异物进入眼中，可引起刺痛、流泪，较大较硬的异物还会损伤结膜，发生这种情况时，育婴员一定要制止婴幼儿用手揉眼睛。如果周边有医院或诊所，育婴员要马上请专业人员进行处理。如果不能马上去医院就诊，育婴员可先把手清洁干净，然后检查婴幼儿眼内有无异物：让婴幼儿向上看时，用手按住下眼皮往下拉，可看下眼睑内有无异物；用拇指和食指提起上眼皮，食指轻轻一按，拇指将眼睑往上翻，可看上眼皮内有无异物。如有异物，不要乱揉，应该提起眼皮轻轻动，让眼泪把异物冲出来，也可用棉棒蘸水将异物沾出。育婴员简单操作后，一定带婴幼儿到医院请医生进行诊断检查，防止严重后果的发生。

2）耳朵异物。婴幼儿有时会把小物件塞入耳内，也可能有虫子爬进耳内，如不及时处理，可能发生感染。如果婴幼儿总是哭闹的同时还用手挠头、抓耳朵，育婴员应该对耳朵进行检查。

如果耳内有异物，可以将婴幼儿头歪向一侧，患耳向下，让异物滚出。如果是虫子入耳，让婴幼儿进入暗室，或没有光线的房间，用手电筒向婴幼儿的耳道照射，可以诱使虫子飞向亮处，离开耳道。如果在家里不能排除异物，要尽快去医院检查，千万不要自己试着用镊子或耳勺挖取。

3）鼻腔异物。婴幼儿鼻腔进入异物时，如果发现及时，大多停留在鼻孔浅处，对于稍大些的孩子，育婴员可让其侧身，利用鼻腔里的空气把异物擤出；如果是较小无自控能力的婴幼儿，则不能采取这种办法，极易把异物吸入，造成更大的麻烦，一定要立刻带婴幼儿去医院处理。如果是昆虫进入鼻腔，可用纸捻刺激鼻腔，利用打喷嚏将虫子喷出，不可乱挖一气。对于大一点的婴幼儿，育婴员可以让其紧闭嘴巴，手指按住没有异物的鼻孔，而塞进异物的鼻孔则使劲出气把异物擤出，一次不行可以多试几次。

如果使用多种办法都无法取出异物，或遇到尖锐异物等刺入，应急送医院处理。

4）咽喉部异物。在咽喉部的异物，绝大多数是鱼刺。鱼刺进入咽喉部最常见的部位是咽后壁及两侧扁桃体。正确的处理方法是立即去医院，请专业医生将刺取出，否则会引起咽后壁感染、脓肿。

（2）气管异物的紧急处理

1）气管异物发生的原因。在人体咽喉下，有两个并行的通道，即食管和气管，食物经过食道进入胃中，气体经过气管进入肺泡。在咽喉处，有一块如同叶片的薄片小骨，医学上称为会厌软骨。当食物和水进入时，会厌软骨盖住气管口使食物和饮水进入食道，而不会误入气管。然而，由于婴幼儿会厌软骨的工作不如成人快捷敏感、指挥自如，因此，当婴幼儿吃一些圆滑的物品时，稍不小心，会厌软骨就来不及盖住气管，使食物滑到气管里，发生气管异物。

2）气管异物的表现。异物进入气管后需要紧急救治，不要以为婴幼儿一阵呛咳后，缓解了就没事了，从而耽误治疗。育婴员一定要了解异物吸入婴幼儿气管后有哪些表现。

①异物进入期。如果婴幼儿没有生病，在进食中突然出现剧烈呛咳，这时就要注意判断是否为异物吸入气管。异物进入气管后，因气管黏膜受异物刺激而引起剧烈的呛咳，可伴有呕吐、口唇发紫和呼吸困难。如果异物较大，阻塞了喉头或气管，可引起窒息死亡。

②安静期。剧烈呛咳持续几分钟或十几分钟后，如果咳嗽缓解、呼吸困难减轻，这是由于异物停在一侧支气管，可以无症状或轻度咳嗽及喘息。

③炎症期。异物在支气管存留，刺激气管黏膜，产生炎症，出现咳嗽、喘息、呼吸困难加重、发热等。

3）预防气管异物发生。为了防止气管异物的发生，育婴员要做到以下几点。

①3岁以下的婴幼儿不要喂食整颗花生、瓜子等坚果或豆类的食物，也不要将这类食物放在婴幼儿能拿到的地方，看到婴幼儿嘴里含有此类食物时，要示范婴幼儿吐出来，不要惊吓，以防使食物误入气管。

②婴幼儿哭闹、嬉笑或跑跳时不要喂食物。不要追着婴幼儿喂食物，吃食物时不要让婴幼儿说话，也不要责骂婴幼儿。

③告诉婴幼儿不要将玻璃球、曲别针、小玩具等物含在口中。

④吃鱼或排骨等有刺或骨的食物时要注意将鱼刺或骨头帮婴幼儿剔除。

⑤不要让婴幼儿躺在床上吃食物。

4）发生气管异物的急救。气管异物在婴幼儿阵发性呛咳时可能会部分咳出，自然咳出的概率在1%~4%，因此大部分时候需要急救处理。当发现婴幼儿气管有异物，首先要仔细检查婴幼儿的口腔及咽喉部，如在可视范围内发现有异物阻塞气管，可试着将手指伸到该处将阻塞物取出，如果这种方法不行，则可试用拍背法或推腹法进行急救。

①拍背法。育婴员取坐位，将婴幼儿放在双腿上，婴幼儿胸部紧贴育婴师的膝部，头部略低。育婴员以适当力量用掌根拍击婴幼儿两肩胛骨之间的脊椎部位，异物有时可被咳出。

②推腹法。将婴幼儿仰卧平放在适当高度的桌子或床上，育婴员左手放在婴幼儿脐部腹壁上，右手置于左手的上方加压，两手向胸腹上后方向冲击性推压，促进气管异物被向上冲击的气流排出。如此推动数次，有时也可使异物咳出。

采用以上两种方法如有异物排出，育婴员要注意迅速从口腔内清除阻塞物，以防再度阻塞气管，影响正常呼吸。如果用上述方法无效，要立即抱婴幼儿到医院治疗。

3. 消化道异物的处理

婴幼儿有时会将物品放入口内玩耍，从而将异物吞入。消化道异物种类繁多，如纽扣、钱币、别针、发夹、钥匙圈、玻璃球以及体温表被咬断后的水银等。婴幼儿吞食异物后，往往无特殊临床表现，常由父母或育婴员发现某物突然失踪后才被注意。

发现婴幼儿吞食异物以后，为了明确消化道异物的性质和部位，需要做 X 射线及其他检查。特别要注意的是，有许多误吞异物不能被 X 线显影，如塑料、玻璃制品等，所以必要时配合其他检查手段。

医生检查以后，育婴员应坚持至少 3 天仔细观察婴幼儿的大便。如果异物是光滑、圆润的，极可能从大便中排出。观察时，用水将大便冲散稀释，从大便沉渣中去寻找。如果异物是尖锐的，如别针、发夹等，要吃一些粗纤维的蔬菜，使异物能被包裹，避免异物损伤胃肠道黏膜，并容易帮助排便。异物如未排出，可在幽门、十二指肠、回盲部嵌顿，时间过长可发生局部炎症、溃疡、出血及穿孔等并发症，此时应手术探查，取出异物。还要注意的是，不要给婴幼儿服用泻药。泻药可引起肠道蠕动亢进，加速异物在肠内移动，反而容易引起嵌顿，严重者可引起肠穿孔。

4. 误服药物的紧急处理

由于婴幼儿身体解毒和排泄能力差，对药物的敏感性高，一旦发生误服药物的情况，往往会发生严重的后果。一旦发生误服药物，应立即送医院急救。要尽快弄清楚在什么时间、误服了什么药物和服用的大体剂量，为就医时提供详细情况。不要打骂和责怪婴幼儿，以免害怕而隐瞒真实情况，导致误诊。另外在送医院时，应将误服的药物或药瓶带上，以使医生及时了解情况，正确采取解毒措施。

5. 烧烫伤的家庭救护

（1）迅速脱离热源。一旦发生烧烫伤，迅速移开热源，如热水袋、热水瓶、开水壶、饭锅、清洁用的盐酸、硫酸或者含强碱的溶液等，观察烫伤情况，皮肤与衣服如果没有粘连，可以轻轻地脱去衣服，如果皮肤与衣服已经粘连，可以用消毒的剪子剪掉衣物。如果衣服和皮肤粘在一起，切勿撕拉，将未粘在皮肤上的衣服剪开，粘着的部分让其留在皮肤上，就医时处理。如果身上还沾有热粥、热菜等要轻轻擦去。

（2）降温。烫伤后，要快速地用自来水或干净的凉水对伤处冲洗 5~10 min，降低烫伤部位温度，缓解疼痛。

（3）用药防感染。没有起泡的创面可涂抹烧烫伤药。如果表面起泡时，尽量不要挑破，让其自行吸收，以免感染。

（4）送医院。严重烧烫伤应即时送往医院治疗。

6. 被动物咬伤后的处理

如果婴幼儿被猫、狗等宠物咬伤、抓伤，育婴员要快速带婴幼儿去医院请医生处理，如果不能马上就医，育婴员应对伤口进行简单处理后就医。

对于较小的伤口，育婴员要立刻对伤口处挤血处理，如果伤口挤血后流血较多，为防止出血过多，可适当止血。止血后的伤口，可先用20%肥皂水冲洗伤口，然后用3%的双氧水冲洗，特别注意对伤口深处的清洗。清洗后的伤口部位不必包扎，立即送医院治疗，并遵医嘱，接种狂犬疫苗。

如果被蜂蜇伤，要立即将蜂刺取出，在患处涂氨水、碳酸钠等碱性药水，如果没有氨水、碳酸钠，用肥皂水也可以。处理后要立刻送医院治疗。

7. 触电与溺水的处理

（1）触电。发现婴幼儿触电后育婴员需冷静分析现场情况，立即关闭电源，如果电闸离得很远或一时找不到，可用干燥的木棍、竹竿等绝缘工具，把触电者身上的电线挑开。绝对不能用湿布或用手直接接触婴幼儿，以免造成自身触电。

触电婴幼儿脱离电源后，应立即观察婴幼儿是否有心跳、呼吸，如没有心跳、呼吸，应立即进行心肺复苏和人工呼吸，并拨打急救电话及时送往医院救治。

（2）溺水。如果婴幼儿溺水后尚有心跳、呼吸，应及时撬开口腔，迅速清除口中污物，并将舌头拉出，保持呼吸道畅通。如果婴幼儿呼吸、心跳已经停止，应立即进行人工呼吸及心脏心肺复苏，并及时拨打急救电话送往医院救治。

8. 外伤的处理

（1）擦伤。擦伤是婴幼儿最常见的外伤。表皮擦伤，以肘部、手掌及膝关节处为多见，一般可以在家里处理。如果擦伤很浅，表皮比较干净，范围小，只需清洁消毒即可。如果创面有泥土或污物，可用凉白开或生理盐水冲洗干净，然后消毒包扎。

（2）扭伤。婴幼儿学走路后，易发生跌倒碰撞，容易引起急性扭伤。急性扭伤常发生于活动较多的关节，如踝关节、腕关节以及腰部。扭伤后应避免继续活动，以免造成继发性损伤。受伤早期可以进行冷敷，减轻肿胀。如症状严重需及时就医。

（3）关节脱位（脱臼）。婴幼儿关节脱位明显比成人多，这主要是由于婴幼儿关节发育尚不成熟，关节韧带松弛，结构不稳定，当较大的外力作用于关节时，关节结构发生移位。发生关节脱位后要尽早找医生复位，愈早愈容易复位。

（4）骨折的紧急处理。一旦发生骨折，尤其是较大的骨骼折断时，外伤都比较严重，往往伴有其他的损伤。所以，首先要观察婴幼儿的全身情况，注意判断是否有创伤出血，有无昏迷，呼吸道是否阻塞等，然后再对局部予以处理。

在城市内，如果发生骨折，育婴员只需要在出血的部位进行止血，不必对患儿进行骨头固定，可以紧急呼叫120，等待救护车的到来再进行骨折部位固定。但如果是医疗救护不便的地方，育婴员则要根据学到的知识进行骨折部位固定，然后等待救援。处理骨折的一般原则如下。

1）拨打120急救电话，判断婴幼儿伤情。育婴员不要立刻抱起或拉起婴幼儿，应先听婴幼儿能否大哭，观察身体是否能动，如果婴幼儿能大哭，身体能动，育婴员才可以将婴幼儿抱起。这样做可预防颈部或脊柱骨折后，骨折残端刺伤深部骨髓神经血管，从而造成严重后果，带来二次伤害。

2）限制伤处活动。育婴员可就地取材，使用夹板、木棒等，将毛巾垫于患处，将骨折部位的上下两个关节都固定住。上肢要屈肘位固定，下肢要即伸直位固定，这是维持上下肢平时正常功能的位置。

3）开放性骨折的处理。在固定前，局部要用清水清洗干净伤口，敷盖消毒的纱布，保护创面，以免感染。对已经暴露在外面的骨头绝不要还纳回组织。

4）转运原则。经初步处理后，在保证伤肢固定安稳的情况下，转至医院，做进一步治疗。

二、家庭急救包

家庭急救包是一款综合急救包，如果遇到意外灾害，可用应急包中的物品进行自救与互救，保证家人的安全，降低灾难带来的损失。急救包应放在家中便于拿取的地方以备紧急使用。

家庭急救包（见表2-12）主要包含应急食品、应急卫生救护用品、自救工具、求救工具、个人信息卡等。家庭急救包最好配备两份，一份放在家中，一份户外出行随身携带。

表 2-12　家庭急救包

序号	品名	用途	件数
1	急救毯	反光警示、保暖、隔热、保持体温	1
2	防风防水火柴	能在有风和潮湿的环境中点火	1
3	长明蜡烛	在黑暗的环境中适用	1
4	应急饮用水（500 mL 包装）	生命物质保障	2
5	应急口粮（500 g 包装）	生命物质保障	2
6	求生绳（8 m）	用于急救和逃生	1
7	伤口敷贴	包扎伤口	3
8	弹性绷带	包扎伤口、固定敷料	1
9	纱布绷带	包扎伤口、固定敷料	1
10	纱布片	包扎伤口、止血吸收	1
11	镊子	夹取敷料、伤口异物等	1
12	医用手套	防止交叉感染	1
13	透气医用胶带	用于固定绷带等	1
14	医用酒精片	消毒伤口、器械	4
15	聚维酮碘片	消毒伤口、器械	2
16	安全别针	用于固定绷带等	2
17	安全剪刀	剪开创伤面外衣物及绷带等	1
18	紧急联系卡及铅笔	紧急情况时提供自己信息及联系人信息	1

培训项目 6

相关法律法规

培训单元 1　我国有关婴幼儿保护的主要法律规定

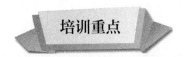

了解我国对婴幼儿保护的主要法律规定。

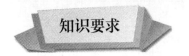

2019 年国务院办公厅印发的《关于促进 3 岁以下婴幼儿照护服务发展的指导意见》中，明确规定要"切实加强婴幼儿照护服务相关法律法规培训"，这就意味着育婴员作为主要承担对 0～3 岁婴幼儿生活照料、护理和教育的专业人员，应当了解国家法律、法规对于婴幼儿保护的主要规定，在工作中避免出现损害婴幼儿合法权益的行为。

在我国，目前有关婴幼儿保护的法律法规及政策文件主要有《中华人民共和国未成年人保护法》《关于促进 3 岁以下婴幼儿照护服务发展的指导意见》《幼儿园教育指导纲要》《幼儿园工作规程》《托儿所幼儿园卫生保健管理办法》等。

培训单元 2　我国有关未成年人保护的主要法律规定

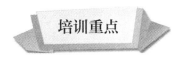

理解我国有关未成年人保护的主要法律、法规。

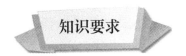

一、关于未成年人的定义

《中华人民共和国未成年人保护法》（以下简称《未成年人保护法》）第 2 条规定：“本法所称未成年人是指未满十八周岁的公民。”

二、法律、法规对未成年人的保护

我国《未成年人保护法》中规定未成年人享有生存权、发展权、受保护权、参与权等权利，国家根据未成年人身心发展特点给予特殊、优先保护，保障未成年人的合法权益不受侵犯。未成年人享有受教育权，国家、社会、学校和家庭尊重和保障未成年人的受教育权。未成年人不分性别、民族、种族、家庭财产状况、宗教信仰等，依法平等地享有权利。这些权利都是未成年人的基本权利，育婴员都应当知晓，并在工作中遵守法律规定。

1. 法律保护未成年人权利的宗旨

我国《未成年人保护法》中明确规定了立法的宗旨也就是未成年人保护的宗旨：“为了保护未成年人身心健康，保障未成年人合法权益，促进未成年人德智体美劳全面发展，培养有理想、有道德、有文化、有纪律的社会主义建设者和接班人，培养担当民族复兴大任的时代新人。”

2. 法律保护未成年人权利的主要内容

我国对未成年人权利法律保护的内容是多方面的，按未成年人权利的性质特征区分，主要有以下方面。

（1）未成年人享有生存权或生命权。未成年人自出生之日起，即获得了作为自然人的生命权。未成年人的生命和生存的权利，不会因为他们的年纪小、不具备较好的认知能力就得不到保护。他们的权利受到国家法律的保护，任何人都不得非法剥夺未成年人的生命，不得侵犯未成年人生存的权利；同时，必须为保护未成年人的生命、保障未成年人的生存和发展提供最大的条件。如果非法侵害未成年人的生命权和生存权，都要负法律责任。

近年来，国家、社会和家长都非常关注未成年人的安全保护问题。安全问题从本质上说，危害的是未成年人的生命和健康。2016 年修订的《幼儿园工作规程》第三章第 15 条规定："幼儿园教职工必须具有安全意识，掌握基本急救常识和防范、避险、逃生、自救的基本方法，在紧急情况下应当优先保护幼儿的人身安全。"第七章幼儿园的教职工规定："幼儿园教职工患传染病期间暂停在幼儿园的工作。有犯罪、吸毒记录和精神病史者不得在幼儿园工作。"这些规定在育婴员的工作中同样适用。

（2）未成年人享有健康权。这是与未成年人生存权和生命权相联系的又一项重要的未成年人权利。除了《中华人民共和国宪法》规定的法律保护外，其他法律也做了相应的规定。《中华人民共和国民法通则》（以下简称《民法通则》）第98 条规定："公民享有生命健康权。"其中自然包括未成年人在内。《未成年人保护法》第 35 条规定："学校、幼儿园不得在危及未成年人人身安全、身心健康的校舍和其他设施、场所中进行教育教学活动。学校、幼儿园安排未成年人参加文化娱乐、社会实践等集体活动，应当保护未成年人的身心健康，防止发生人身伤害事故。"第 59 条规定："任何人不得在学校、幼儿园和其他未成年人集中活动的公共场所吸烟、饮酒。"第 34 条规定："学校、幼儿园应当提供必要的卫生保健条件，协助卫生健康部门做好在校、在园未成年人的卫生保健工作。"第 90 条规定："卫生健康部门应当依法对未成年人的疫苗预防接种进行规范，防治未成年人常见病、多发病，加强传染病防治和监督管理，做好伤害预防和干预，指导和监督学校、幼儿园、婴幼儿照护服务机构开展卫生保健工作。"此外，《托儿所幼儿园卫生保健工作规范》也规定了托儿所、幼儿园要提升卫生保健工作水平，预防和减少疾病发生，保障未成年人身心健康。

（3）未成年人享有受教育权和身心健康全面发展权。未成年人的受教育权属于发展权。对婴幼儿虽是以生活的照料和护理为主，但从我国的实际来看，婴幼儿时期作为人生教育的奠基阶段，是为"幼儿一生的发展打好基础"的时期，良好的照顾和抚育，必要的教育和引导，是符合儿童发展权需要的。

（4）未成年人享有姓名权、肖像权。未成年人和其他公民一样，享有姓名权。《民法通则》第99条规定："公民享有姓名权，有权决定、使用和依照规定改变自己的姓名，禁止他人干涉、盗用、假冒。"儿童也享有肖像权，《民法通则》第100条规定："公民享有肖像权，未经本人同意，不得以营利为目的使用公民的肖像。"

（5）未成年人享有名誉权和荣誉权。《未成年人保护法》第4条将"尊重未成年人的人格尊严"规定为保护未成年人工作应当符合的要求之一。该法第27条规定："学校、幼儿园的教职员工应当尊重未成年人人格尊严，不得对未成年人实施体罚、变相体罚或者其他侮辱人格尊严的行为。"现实生活中出现的对未成年人人格不尊重的现象，如照护婴幼儿的人员出现体罚、变相体罚婴幼儿及侮辱婴幼儿人格尊严的行为，不仅会严重地刺伤婴幼儿的自尊心，更是违法行为，需要承担法律责任，应严加制止。

荣誉权指公民依法享有的保持自己所得的嘉奖、光荣称号等荣誉，并不受非法剥夺的权利。《民法通则》规定，公民享有荣誉权，禁止非法剥夺公民的荣誉称号。这项规定同样适用于未成年人。

（6）其他权利。除上述权利之外，未成年人的权利还涉及国籍权、智力成果权、隐私权、接受抚养权、继承遗产权、司法保护权等权利，这里不再详加阐述。

培训单元3　我国法律法规对育婴员的保护

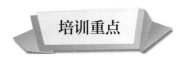

了解我国法律、法规对育婴员的保护。

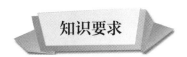

一、对育婴员相关权利进行保护的必要性

《幼儿园教师专业标准（试行）》将"幼儿为本"定为其基本理念，这也同样

适用育婴员职业。但是，"幼儿为本"不是"幼儿唯一"，因为"幼儿为本"的实现需要多种条件来保证，否则"幼儿为本"就是一句空话，尤其需要对教育从业者的相关保护。婴幼儿照护人员的工作、生活状态、对工作的满意度、压力程度等都与工作质量息息相关。正因如此，重视他们工作条件的改善、待遇的提高、减轻他们的压力等是与落实"幼儿为本"的理念、促进婴幼儿的发展等不可分割地联系在一起的，对育婴员进行法律上的保护非常有必要。

二、法律保护育婴员权利的主要内容

育婴员属于劳动者的一员，依照《中华人民共和国劳动法》（以下简称《劳动法》）和《中华人民共和国劳动合同法》（以下简称《劳动合同法》）相关规定，依法享有以下权利。

1. 享有平等就业和选择职业的权利

劳动就业权是公民享有的各项权利的核心，是其生存的基本条件，劳动权不能实现，其他一切权利也就失去了基础。我国《劳动合同法》规定了劳动合同必须是书面形式的，所以，育婴员实现就业的表现形式就是与客户订立了书面劳动合同。保障劳动就业权分为积极和消极两个方面，即劳动者既有定约自由也有解约自由，如育婴员提前 30 日通知聘用方，可以解除劳动合同。

国家保障所有劳动者都有参加社会劳动的权利并因此获得相应报酬。劳动者在实现劳动权上都是平等的。劳动就业不因民族、种族、性别、家庭出身、财产状况、宗教信仰不同而受到歧视。育婴员也有此平等就业和选择职业的权利。

2. 取得劳动报酬的权利

劳动者付出劳动，即有享受依照合同和国家有关法律取得劳动报酬的权利，用人单位必须履行及时足额地向劳动者支付工资的义务。育婴员提供劳动后，有依法获得报酬的权利，即便是病假期间，也有权利获得病假工资。

3. 休息休假的权利

休息休假是实现劳动者休息权和进行劳动保护的主要方面。聘用方应依法保护育婴员的休息休假权，可在工作中实行定期休息制。

4. 获得劳动安全卫生保护的权利

生命安全和身体健康是劳动者最直接最切身的权利，作为育婴员的劳动者也有获得劳动安全卫生保护的权利，如提供的用于工作的必要物品等。

5. 接受职业技能培训的权利

该权利是每个公民发展权的体现，育婴员同样拥有职业持续发展的权利，相关部门和机构应建立完善的培训要求和体系，提高育婴员的业务素质和专业水平。

6. 享受社会保险和福利的权利

我国现行社会保险的险种分为基本养老保险、基本医疗保险、工伤保险、生育保险和失业保险。设立社会保险的目的是保障公民在年老、疾病或者丧失劳动能力的情况下，有从国家和社会获得物质帮助的权利。依法为劳动者缴纳社会保险是用人单位的义务。

7. 提请劳动争议处理的权利

当育婴员与工作单位产生劳动纠纷时，有提请劳动争议处理的权利。劳动争议的处理包括协商、调解、仲裁和诉讼。其中，法院主持下的调解和仲裁、诉讼的结果具有强制力，当事双方必须执行。劳动争议案件为仲裁先决案件，必须先行仲裁，才能进入诉讼阶段。

8.《劳动法》及其他法律法规规定的其他劳动权利

如劳动者对用人单位违章指挥、强令冒险作业，有权拒绝执行；对危害生命安全和身体健康的行为，有权提出批评、检举和控告等。

培训单元4　育婴员工作违规失范意外伤害案例

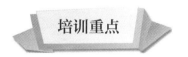

了解育婴员工作违规失范意外伤害案例。

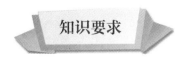

【案例2-6】

小华（化名）是一个还未到入园年龄的孩子，家长为了让孩子提前适应幼儿园生活，将小华送入某早教机构。在该早教机构上学两个月后的一天，小华从早教中心的三楼坠落，身上多处骨折。

根据警方调取的视频显示，当天上午，小华和七八个小朋友在教室内，因另一个小朋友与其抢夺玩具，小华将他推到在地。一名刚刚进入教室的女育婴员看到后，走上前用脚把小华踢倒。随后一把抓起小华将其放在地上开始训斥。没半分钟，便又拎起坐在地上的小华，将其拖出教室后，关进院长办公室。

视频显示，小华被关进了一间空无一人的办公室后，开始哭泣，满脸泪痕，并试图离开办公室。第一次小华走向门口，想打开门，但发现打不开后便开始寻找出口。随后，小华踩到办公室的沙发上，掀开窗帘，短短 3 s 后，他便消失在画面中。后来，早教中心承认，小华从三楼的办公室摔下来。小华被送到医院后，根据医院的诊断报告，左手臂尺骨近端骨折、左腿股骨干骨折，头部等多处软组织挫伤。

涉事的早教中心负责人称，事发时，该女育婴员仍处于试用期，目前已被辞退。根据该早教机构的要求，育婴员是不可以把幼儿从教室带到办公室的。小华的母亲说，与该早教机构签署会员协议时，协议上写明了早教中心保证所有教师皆经过平等筛选及正规面试，并接受专业培训，严格考核后，才得以聘用，并符合教育体系标注中指导 0~6 岁儿童上课的资格。

【分析】

早教机构管理不善，育婴人员的法制意识薄弱。该案例中，育婴人员存在对幼儿的踢打、拖拽等体罚行为，均违反了《未成年人保护法》关于禁止对未成年人实施体罚、变相体罚的规定："学校、幼儿园的教职员工应当尊重未成年人人格尊严，不得对未成年人实施体罚、变相体罚或者其他侮辱人格尊严的行为。"该育婴员的行为已经构成违法。依据《未成年人保护法》规定，侵犯未成年人合法权益，造成人身、财产或者其他损害的，依法承担民事责任；构成违反治安管理行为的，依法给予治安管理处罚；构成犯罪的，依法追究刑事责任。

早教机构对其聘用人员的管理存在严重瑕疵，违反了与家长的协议，存在违约行为。育婴员在工作中发生的违法或者不当行为，所在的早教机构要先行承担相应民事赔偿责任，也应当同时受到相关国家行政机关的相应处罚。早教机构承担相应责任后，对育婴员因自身行为违反法律法规和相关工作要求，给幼儿造成人身或者财产损失的行为，可以追究相应的责任。

家长或者监护人应选择正规照护机构和专业人员。应注意核验照护人员是否经过正规培训，是否具备一定的护理经验等，重点应当考察在遇到婴幼儿烫伤、摔伤或者其他意外时的应急处置能力。同时，与保教机构签订书面协议时，也应当关注相关的协议条款。

【案例 2-7】

2019 年 6 月，某公司派出的"育婴员"吴某，将雇主洪女士 9 个月大的女儿抱进卫生间，高举并用力摔在地板上，致使孩子颅骨多发骨折，粉碎性骨折，颅内出血，全身损伤 18 处，一个月后经抢救无效死亡。

在吴某的讯问笔录中，她交待自己因背负孩子升学以及偿还房贷等各方面经济压力，花了 500 元仿造了"育婴员（高级）"证书。

另外一位在该公司工作的育婴员称，她自己零基础，2017 年在该公司接受七八天的培训之后，通过考试获得了育婴员（中级）证书，两年后获得育婴员（高级）证书。

【分析】

吴某的行为可能构成故意伤害罪和虐待被看护人罪。特别是 2015 年 11 月 1 日开始生效的《中华人民共和国刑法修正案（九）》，增设了虐待被监护、看护人罪，规定："对未成年人、老年人、患病的人、残疾人等负有监护、看护职责的人虐待被监护、看护的人，情节恶劣的，处三年以下有期徒刑或者拘役。单位犯前款罪的，对单位判处罚金，并对其直接负责的主管人员和其他直接责任人员，依照前款的规定处罚。有第一款行为，同时构成其他犯罪的，依照处罚较重的规定定罪处罚。"

近年来，幼儿园教师、家政服务员、养老院工作人员等具有监护或者看护职责的人员虐待被监护、看护人的现象时有发生，严重侵害了幼儿、老人等弱势群体的合法权益，虐待被监护、看护人罪名的增设，将家政服务员及幼儿园、托儿所、中小学校、养老院、社会福利院等场所内具有监护、看护职责的人也纳入了本罪主体。凡是上述主体对其所监护、看护的对象实施虐待行为，情节恶劣的，均可以此罪追究刑事责任。如果虐待行为造成被害人轻伤以上伤害后果或者死亡的，则应以故意伤害罪或者故意杀人罪等处罚较重的罪名定罪处罚。

吴某还存在使用假证骗取工作机会的行为，同时，她所在的保育机构也存在管理不善的问题。

培训单元5　相关标准、规范、规程

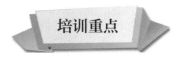

1. 阅读、理解并掌握《幼儿教师专业标准（试行）》。
2. 阅读、理解并掌握《托儿所幼儿园卫生保健工作规范》。
3. 阅读、理解并掌握《幼儿园工作规程》。

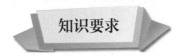

一、《幼儿教师专业标准（试行）》解读

1.《幼儿教师专业标准（试行）》制定的指导思想

《幼儿教师专业标准（试行）》（以下简称《专业标准》）是经广大学前教育的研究者和一线工作人员多方面共同研究、努力的结晶。在制定过程中，力图体现以下指导思想。

（1）专业导向，师德为先。幼儿园教师是对幼儿实施保育和教育职责的专业人员，需具有特定的专业素质，具有良好的职业道德与态度、专业的教育知识和技能。因此，《专业标准》应具有严格的职业道德规范，明确的专业导向，规定幼儿园教师从事幼儿园教育教学工作所必须达到的基本专业要求。

（2）基本规范，前瞻引领。《专业标准》是国家对合格幼儿园教师专业素质的基本要求，规定的是幼儿园教师必须达到的基本专业素养和教师开展保教活动的基本规范，同时又应该是引领幼儿园教师专业发展的基本准则，为幼儿园教师专业发展提供方向性的指引和导航。幼儿园教师应按标准中所提出的专业要求，不断提升专业技能水平。

（3）全面要求，突出重点。《专业标准》将专业理念与师德、专业知识和专业能力三方面作为幼儿园教师必备的基本素质与条件，尤其注重专业理念与师德，将其作为《专业标准》的灵魂与核心。《专业标准》强调合格的幼儿园教师必须富有爱心、责任心、耐心和细心，必须关爱幼儿、尊重幼儿，做幼儿健康成长的启蒙者和引路人。同时对当前社会反映的教师专业意识或行为中薄弱、不足的方面，予以关注与强调。

（4）共同准则，体现独特。《专业标准》既充分反映教师职业所应具有的普遍性专业特点，同时又适应幼儿身心发展需求和幼儿园阶段教育的特殊性，充分体现幼儿园教师素质的独特性。在本《专业标准》中，特别强调幼儿园教师要保教结合，适宜安排幼儿的一日生活；重视环境和游戏对幼儿发展的独特价值，积极支持与引导幼儿游戏，将教育灵活地渗透于一日生活中。

（5）立足国情，国际视野。《专业标准》是引领我国幼儿园教师专业发展的基本准则，充分考虑满足我国社会和学前教育事业改革发展的需求，并充分考虑我国国情与教师专业发展和教育现状。同时，要积极分析与借鉴国际相关儿童发展、教育改革，特别是教师专业标准和专业化发展等最新研究成果，制定更加符合世界教育改革与教师专业发展趋势又适合于我国国情的幼儿园教师专业标准。

2.《专业标准》的基本理念

贯穿《专业标准》的基本理念是幼儿为本、师德为先、能力为重和终身学习。

幼儿为本要求幼儿园教师热爱幼儿，尊重幼儿的主体地位和个体差异，遵循幼儿身心发展规律，促进每个幼儿生动、活泼、主动地发展，全面健康地成长。师德为先是幼儿园教师最基本、最重要的职业准则和规范，每一位教师都必须做到热爱学前教育事业，关爱幼儿，尊重幼儿，为人师表，教书育人，担当起幼儿健康成长的启蒙者和促进者的责任。能力为重突出了幼儿园教师的教育教学和引导促进幼儿健康成长的实践能力，强调幼儿园教师要以专业的意识与行为进行保教工作，具有遵循幼儿成长规律进行教育的能力。终身学习的理念适应了国际教师专业发展与教育改革的趋势，同时也适应了教师需要不断学习、提高的职业水平的要求，每一位教师都应具有终身学习与持续发展的意识和能力，通过不断地学习、研究与实践，不断提高专业素质。

3.《专业标准》的基本内容与特点

《专业标准》的基本内容构架包含了师德、专业理念、专业知识和专业能力等内容，框架结构与中、小学教师专业标准基本一致，但在具体内容上有所不同。尤其在专业能力方面，充分体现了幼儿园教育的突出特点和保教工作的基本任务，特别强调了幼儿园教师所必须具备的良好环境的创设与利用、幼儿一日生活的合理组织与保育、游戏活动的支持与引导、教育活动的恰当计划与实施能力等。

在基本要求层面，更是充分反映了幼儿园教师必须具备的专业态度、知识与能力。如特别强调了幼儿园教师要将幼儿的生命安全和身心健康放在首位并具有相应的专业知识和能力；要掌握和尊重幼儿身心发展的年龄特点和个体特点，重视生活对幼儿健康成长的重要价值，重视环境和游戏对幼儿发展的独特作用，掌握幼儿园环境创设、一日生活安排、游戏与教育活动、班级管理的知识与方法等。

《专业标准》具有以下五个突出特点。

第一，对幼儿园教师的师德与专业态度提出了特别要求。师德与专业态度是教师职业的基准线。尤其幼儿园教师的教育对象是身心发展迅速、可塑性大、同时易受伤害的幼儿，更需要师德高尚，具有良好的职业道德修养，富有爱心、责任心、耐心和细心，热爱幼儿，并给予幼儿精心的呵护和教育培养。

第二，要求幼儿园教师高度重视幼儿的生命与健康。充分考虑幼儿发展的身心特点和社会对幼儿安全与健康的热切关注，《专业标准》明确提出要高度重视幼儿的生命与健康，并从专业态度、知识和能力三个层面相互呼应，全面提出了具体要求。如教师要将保护幼儿生命安全放在首位；熟知幼儿园的安全应急预案，掌握意外事故和危险情况下幼儿安全防护与救助的基本方法；能有效保护幼儿，危险情况下优先救护幼儿。

第三，充分体现幼儿园保教结合的基本特点。幼儿身心发展的特点和需要决定了保教结合是幼儿园教育的基本原则，也是对幼儿园教师的基本专业要求。《专业标准》明确提出要"注重保教结合"，不仅将"一日生活的组织与保育"作为重要的专项领域要求，而且对教师提出了多项具体要求，要能合理安排和组织一日生活的各个环节，科学照料幼儿的日常生活，将教育灵活地渗透到一日生活中；能充分利用一日生活中的各种教育契机，对幼儿进行随机教育，以将保教结合原则落到实处。

第四，强调幼儿园教师必须具备的教育教学实践能力。教育实践能力是教师对幼儿施以积极影响、引导幼儿发展的基础。《专业标准》对幼儿园教师必须具备的教育教学能力提出了明确要求，特别强调幼儿园教师要具有观察了解幼儿、掌握不同年龄幼儿身心发展特点和个体差异的能力；要具有环境的创设与利用、一日生活的组织与保育、游戏的支持与引导、教育活动的计划与实施、对幼儿的激励与评价等基本专业能力；能根据幼儿的特点和需要，给予适宜的指导，并能引发和支持幼儿的主动活动，引导幼儿在游戏活动中获得多方面的发展。

第五，重视幼儿园教师的反思与自主专业发展能力。《专业标准》强调幼儿园教师要具有不断进行专业化学习、实践、反思和提高的意识与能力。这既是现代社会发展、教育改革对教师的必然要求，也是幼儿不断成长的必然要求。《专业标准》特别在"基本理念"和"专业能力"中均提出了对教师反思与自主发展的要求，明确指出幼儿园教师在教育工作中应"主动收集分析相关信息，并不断进行反思，改进保教工作"；同时，应制订个人专业发展规划，通过不断地学习、实践、反思，不断提高自身专业素质，从而为学前教育质量的提升和幼儿一生的健康发展打下良好的基础。

二、《托儿所幼儿园卫生保健工作规范》解读

《托儿所幼儿园卫生保健工作规范》（以下简称《规范》）是为贯彻《托儿所幼儿园卫生保健管理办法》而制定的，并以其基本内容为依据，目的是能更好地适应现阶段托幼机构卫生保健工作的开展，规范全国托幼机构卫生保健技术服务和管理工作，指明今后托幼机构卫生保健工作发展的趋势和方向，使托幼机构卫生保健工作常规化、制度化，提高各级妇幼保健机构对托幼机构卫生保健工作的指导水平，保障儿童的身心健康，促进儿童全面发展。《规范》各部分解读如下。

1. 卫生保健工作职责

明确了托幼机构、妇幼保健机构以及相关职能部门的工作职责，对妇幼保健机构和托幼机构卫生保健工作管理上的职责明确细化，方便各级妇幼保健机构和托幼机构在实际工作中进行操作。同时，对托幼机构在卫生保健工作中的职责细化，有利于规范各级各类托幼机构卫生保健工作，更好地促进群体儿童卫生保健工作开展。

2. 卫生保健工作内容与要求

（1）一日生活安排

1）托幼机构应当根据各年龄段儿童的生理、心理特点，结合本地区的季节变化和本托幼机构的实际情况，制定合理的生活制度。

2）合理安排儿童作息时间和睡眠、进餐、大小便、活动、游戏等各个生活环节的时间、顺序和次数，注意动静结合、集体活动与自由活动结合、室内活动与室外活动结合，不同形式的活动交替进行。

3）保证儿童每日充足的户外活动时间。全日制儿童每日不少于2 h，寄宿制儿童每日不少于3 h，寒冷、炎热季节可酌情调整。

4）根据儿童年龄特点和托幼机构服务形式，合理安排每日进餐和睡眠时间。

儿童正餐间隔时间 3.5～4 h，每餐进餐时间 20～30 min，餐后安静活动或散步时间 10～15 min。3～6 岁儿童午睡时间根据季节以每月 2～2.5 h 为宜，3 岁以下儿童日间睡眠时间可适当延长。

5）严格执行一日生活制度，卫生保健人员应当每日巡视，观察班级执行情况，发现问题及时予以纠正，以保证儿童在托幼机构内生活的规律性和稳定性。

（2）儿童膳食

1）依据对现有食品卫生法律法规新修订后要求，重点提出对食堂的管理要求，并给出具体可行的依据，强调建立健全食堂的规章制度。

2）要求儿童膳食费专款专用，账目每月公布，每学期收支盈亏不超过 2%。

3）要求膳食卫生必须严格执行《中华人民共和国食品安全法》等有关法律法规的要求，取得餐饮服务许可证，建立健全各项食品安全管理制度。

4）增加托幼机构食品采购要求和库存食品要求，明确食品加工用具的消毒要求。严禁托幼机构加工变质、有毒、不洁、超过保质期的食物，不得制作和提供冷荤凉菜。对饮用水、留样食品要求也提出明确要求。

5）明确儿童膳食以《中国居民膳食指南》为指导，参考中国居民"膳食营养素参考摄入量（DRIs）"和各类食物每日参考摄入量制订儿童膳食计划，定期更换带量食谱。给予了平衡膳食的标准，包括三大营养素热量占总热量的百分比、全日热量分配等。

6）提出在条件许可情况下，对特殊儿童提供相应膳食。

（3）体格锻炼

1）明确体格锻炼要根据儿童的年龄和生理特点并掌握运动强度和运动量。

2）强调体格锻炼过程中要保证场地安全、做好安全准备，保证儿童运动安全，并增加了对运动器械的清洁、卫生要求。

3）明确保教人员要做好运动前、运动过程中和运动后的监测和效果评估。

4）对患病儿童体格锻炼进行调整，并做好观察护理。

5）现阶段儿童入托幼机构基本是 1 岁以后，所以这部分删除了针对婴儿开展的活动性游戏，包括主动、被动体操。

（4）健康检查

1）强调儿童入园（所）前和定期健康检查应经医疗卫生机构进行。入园（所）检查合格后方可入园（所），并要求承担儿童入园（所）体检的医疗卫生机构及人员应当取得相应的资格，并接受相关专业技术培训。

2）明确儿童入园，托幼机构应当查验儿童入园（所）健康检查表、0~6岁儿童保健手册、预防接种证。

3）强调儿童入园（所）体检中发现疑似传染病者应当暂缓入园，及时治疗。

4）明确了儿童定期健康检查的内容，具体规定了1~3岁儿童每年健康检查2次，每次间隔6个月；3岁以上儿童每年健康检查1次。所有儿童每年进行1次血红蛋白或血常规检测。1~3岁有听力损失高危因素的儿童每年检查1次听力。4岁以上儿童每年检查1次视力。体检后应当及时向家长反馈健康检查结果。

5）明确了儿童离开园（所）3个月以上需重新按照入园（所）检查项目进行健康检查。

6）增加了转园儿童要求，即应持原园提供的儿童转园（所）健康证明、0~6岁儿童保健手册可直接转园。儿童转园（所）健康证明有效期3个月。

7）强调进行晨午检及全日健康观察，并明确检查内容。明确保教人员和卫生保健人员的工作职责。

8）对患病儿童及儿童带药问题进行明确要求。

9）工作人员上岗前的健康检查必须经县级以上人民政府卫生行政部门指定的医疗卫生机构进行，取得托幼机构工作人员健康合格证后方可上岗。

10）对工作人员健康要求做了更加具体的规定，指出：精神病患者或者有精神病史者不得在托幼机构工作。凡患有发热、腹泻等症状，流感、活动性肺结核等呼吸道传染性疾病，痢疾、伤寒、甲型病毒性肝炎、戊型病毒性肝炎等消化道传染性疾病，淋病、梅毒、滴虫性阴道炎、化脓性或者渗出性皮肤病等疾病的工作人员须离岗，治愈后须持县级以上人民政府卫生行政部门指定的医疗卫生机构出具的诊断证明，并取得托幼机构工作人员健康合格证后，方可回园（所）工作。

11）明确托幼机构卫生人员健康合格证由县级以上医疗卫生机构负责发放。

12）删除原有对传染病接触史婴幼儿的要求。

13）工作人员体检中原乙型肝炎表面抗原阳性应调离工作岗位的规定，按照现有传染病防治法要求取消此内容。

（5）卫生与消毒

1）更细化了托幼机构各类物品的消毒要求和方法。

2）增加的预防性消毒对儿童餐饮具、毛巾以及儿童易触摸的物体表面提出明确要求。增加了工作人员"不留长指甲"的要求。

3）明确了消毒器械和消毒剂要符合国家标准或规定。

（6）传染病预防与控制

1）明确了托幼机构要督促家长按免疫程序和要求完成儿童预防接种。同时配合疾病预防控制机构做好托幼机构儿童常规接种、群体性接种或应急接种工作。删除了在托幼机构内做预防接种工作的内容，突出了通过查验来督促家长配合疾病预防控制机构按免疫程序和要求，完成免疫接种工作。

2）重点是建立传染病管理制度，发现传染病疫情或疑似病例后，应当立即向属地疾病预防控制机构（农村乡镇卫生院防保组）报告。

3）明确卫生保健人员应当定期对儿童及其家长开展预防接种和传染病防治知识的健康教育，提高其防护能力和意识。

4）强调患传染病的儿童隔离期满后，凭医疗卫生机构出具的痊愈证明方可返回园（所）。来自疫区或有传染病接触史的儿童，检疫期过后方可入园（所）。

5）明确了对因病缺勤儿童的管理，做到对传染病人的早发现。在发现可疑病例时，及时进行隔离控制措施，对可能被污染的环境和物品实施随时性消毒与终末消毒。

（7）常见病预防与管理

1）增加并强调对儿童常见病进行登记和专案管理，并做好五官保健的登记和管理，开展儿童心理卫生知识的宣传教育。

2）明确了除对常见病进行登记和管理外，要督促家长进行治疗和复诊，加强日常健康观察和保育护理工作。

3）强调通过健康教育提高儿童健康水平，减少常见病发生。

（8）伤害预防

1）托幼机构的各项活动应以儿童安全为前提，建立定期安全排查制度，落实预防儿童伤害的各项措施。

2）强调托幼机构的房屋、场地、家具、玩教具、生活设施等应符合国家相关安全标准和规定。

3）重点说明托幼机构应建立重大自然灾害、食物中毒、火灾、暴力等突发事件的应急预案，如果发生重大伤害时应当立即采取有效措施，并及时向上级有关部门报告。

4）增加托幼机构应加强对工作人员、儿童及监护人的安全教育和突发事件应急处理能力的培训，普及安全知识。

5）特别指出保教人员应当定期接受预防儿童伤害相关知识和急救技能的培

训，做好儿童安全工作，消除安全隐患，预防软组织损伤、骨折、烧（烫）伤、中毒等伤害事故。

（9）健康教育

1）强调卫生保健人员应当根据不同季节、疾病流行等情况制订全年健康教育工作计划，并组织实施。

2）规定了托幼机构卫生保健工作中健康教育的内容和形式。

3）要求做好健康教育记录，定期评估健康教育效果，不断调整健康教育的方式和内容是健康教育工作的重要环节。

（10）信息收集

修改后的《规范》包括4个健康档案、9个卫生保健记录（登记）表和4个统计分析表，删除了一些过时的记录表、薄，规范了进行统计分析的指标内容，更加便于卫生保健人员工作时使用。

3. 新设立托幼机构招生前卫生评价

根据《托儿所幼儿园卫生保健管理办法》第8条要求，新设立的托幼机构，招生前应当取得县级以上地方人民政府卫生行政部门指定的医疗卫生机构出具的符合《托儿所幼儿园卫生保健工作规范》的卫生评价报告。特增加的这部分内容，涵盖新设立园（所）卫生评价流程和卫生评价基本要求。

（1）卫生评价流程

1）明确要求新设立的托幼机构，应当按照本《规范》卫生评价的要求进行设计和建设，招生前须向县级以上地方人民政府卫生行政部门指定的医疗卫生机构提交托幼机构卫生评价申请书。

2）强调由县级以上地方人民政府卫生行政部门指定的医疗卫生机构负责组织专业人员，根据《规范》中新设立托幼机构招生前卫生评价表的要求，在20个工作日内对提交申请的托幼机构进行卫生评价。根据检查结果出具托幼机构卫生评价报告。

3）强调凡取得卫生评价报告为"合格"的托幼机构，即可向教育部门申请注册；凡取得卫生评价报告为"不合格"的托幼机构，整改后可重新申请评价。

（2）卫生评价标准。根据招生前托幼机构卫生保健工作的重点，从环境卫生、个人卫生、食堂卫生、保健室或卫生室设置、卫生保健人员配备、工作人员健康检查及卫生保健制度共7个方面分别提出具体要求，并制作成新设立托幼机构招生前卫生评价表，以方便各级托幼机构及专业人员在工作中应用及评价。新设立托幼机构招生前卫生评价表总分 100 分，明确要求申请园（所）总分达 80 分以上，并且"必达项目"全部通过，才可评价为合格，并取得合格的托幼机构卫生评价报告。

三、《幼儿园工作规程》解读

《幼儿园工作规程》颁布于 1996 年，是我国第一部规范幼儿园内部管理的规章，施行多年来对加强各级各类幼儿园的规范管理发挥了重要作用，后经 2015 年修订，于 2016 年颁布施行。现行的《幼儿园工作规程》（以下简称《规程》）共 11 章 66 条，内容涉及幼儿园的入园和编班，幼儿园的安全，幼儿园的卫生保健，幼儿园的教育，幼儿园的园舍、设备，幼儿园的教职工，幼儿园的经费，幼儿园、家庭和社区，幼儿园的管理。该规程主要在以下方面进行了规定。

1. 坚持立德树人

进一步强调幼儿园要坚持国家的教育方针，遵循幼儿身心发展特点和规律，实施德、智、体、美全面发展的教育，促进幼儿身心和谐发展。规定幼儿园保育和教育的主要目标为以下几个方面。

（1）促进幼儿身体正常发育和机能的协调发展，增强体质，促进心理健康，培养良好的生活习惯、卫生习惯和参加体育活动的兴趣。

（2）发展幼儿智力，培养正确运用感官和运用语言交往的基本能力，增进对环境的认识，培养有益的兴趣和求知欲望，以及初步的动手探究能力。

（3）萌发幼儿爱祖国、爱家乡、爱集体、爱劳动、爱科学的情感，培养诚实、自信、友爱、勇敢、勤学、好问、爱护公物、克服困难、讲礼貌、守纪律等良好的品德行为和习惯，以及活泼开朗的性格。

（4）培养幼儿初步感受美和表现美的情趣和能力。

2. 强化安全管理

专设幼儿园的安全一章，明确要求幼儿园要建立健全设备设施、食品药品以及与幼儿活动相关的各项安全防护和检查制度，建立安全责任制和应急预案。并将安全教育融入一日生活中，结合保育、教育的不同职能和功能将安全教育融入幼儿的生活中，避免了简单的说教。同时，根据《中华人民共和国反家庭暴力法》，还规定幼儿园应结合幼儿的年龄特点和接受能力开展反家庭暴力教育，发现幼儿遭受或疑似遭受家庭暴力的，幼儿园应依法向公安机关报案。

在幼儿园的卫生保健一章中，对建立与幼儿身心健康相关的一系列卫生保健制度做了明确规定。

《规程》衔接《托儿所幼儿园卫生保健管理办法》，对《托儿所幼儿园卫生保健管理办法》的要求进行了细化，对健康检查制度及幼儿健康卡或档案制度进行了明确规定：每年体检一次，每半年测身高、视力一次，每季度量体重一次；注意幼儿口腔卫生，保护幼儿视力。将卫生消毒制度细化为消毒、晨检、午检制度和病儿隔离制度，并规定了幼儿园配合卫生保健部门的职责。

3. 规范办园行为

新修订的《规程》对幼儿园的学制、办园规模、经费、资产、信息等方面的管理提出了明确要求，规定幼儿园规模应当有利于幼儿身心健康，便于管理，一般不超过360人。幼儿园每班幼儿人数一般为：小班（3～4周岁）25人，中班（4～5周岁）30人，大班（5～6周岁）35人，混合班30人。寄宿制幼儿园每班幼儿人数酌减。在第八章幼儿园的经费中，确立了幼儿园应依法接受对办园经费的监督检查并实行收费公示制度，不得收取与新生入园相挂钩的赞助费。

4. 注重与法律法规和有关政策的衔接

教育部下发的《幼儿园教育指导纲要》《3—6岁儿童学习发展指南》对幼儿园的教育目标、内容、教育活动组织等提出了清晰而具体的要求，修订《规程》时将这些方面的要求改为一些原则性规定，如《规程》强调了幼儿园应关注幼儿心理健康，注重满足幼儿的发展需要，保持幼儿积极的情绪状态，让幼儿感受到尊重和接纳。这说明我国的教育已经发生了从"智育中心"转向促进幼儿富有个性的全面发展，特别是幼儿社会性和情感的发展的变化；新时期，对人的主体性品质，如积极主动性、创造性、批判性思维、责任感等重视超过了以往任何时代。因此，从学前教育中探索幼儿全面发展的道路，具有特别的意义。

5. 完善幼儿园内部管理机制

要求幼儿园进一步加强科学民主管理，强化了家长委员会的职能作用，家长委员会应参与幼儿园重要决策和事关幼儿切身利益事项的管理。强调幼儿园应当建立教研制度，加强教育教学研究，研究解决教师在保教工作中遇到的实际问题。

参考文献

［1］苏宜香.儿童营养及相关疾病［M］.北京：人民卫生出版社，2016.

［2］中国营养学会妇幼营养分会.中国妇幼人群膳食指南：2016［M］.北京：人民卫生出版社，2018.

［3］中国营养学会.中国居民膳食营养素参考摄入量：2013 版［M］.北京：科学出版社，2014.

［4］杨月欣，葛可佑.中国营养科学全书［M］.2 版.北京：人民卫生出版社，2019.

［5］上海市教委.上海市 0～3 岁婴幼儿教养方案［Z］.2008.

［6］黄琼.解读《上海市 0～3 岁婴幼儿教养方案（试行）》——访上海市教委教研室学前部主任黄琼［J］.幼儿教育.2004（19）：36-37.

［7］华爱华.早期关心与发展的内涵与 0～3 岁婴幼儿教养理念［J］.学前教育研究.2004（11）：5-8.

［8］毛爱群.0～3 岁婴幼儿早期教养指导课程的研究［M］.上海：少年儿童出版社，2011.

［9］华爱华，茅红美.聪明宝宝从这里起步早教系列丛书.［M］上海：少年儿童出版社，2012.